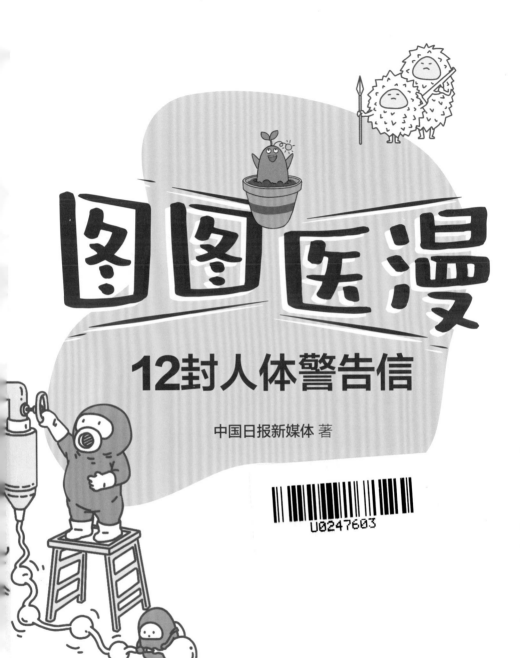

图图医漫

12封人体警告信

中国日报新媒体 著

U0247603

湖南科学技术出版社

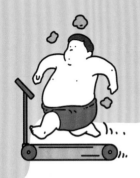

目录 Contents

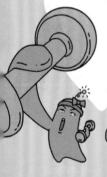

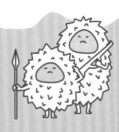

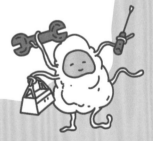

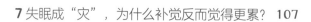

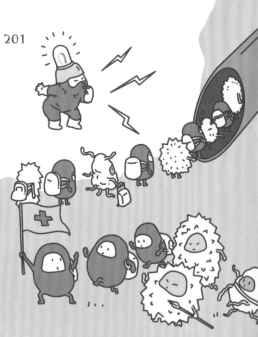

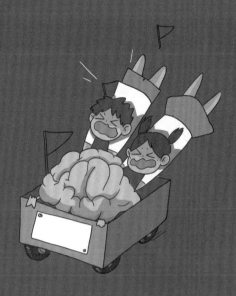

1 身体里的"快进键"，千万别按！

医生说

性激素是人类生长成熟的重要动力，但过犹不及。儿童期性激素多了，性早熟；男人雌激素多了，女性化；女人雄激素多了，男性化。防止体内激素水平超标，不仅要定期体检，更要关注身体变化，防微杜渐。

——中国微循环学会转化医学专业委员会　谭秦东

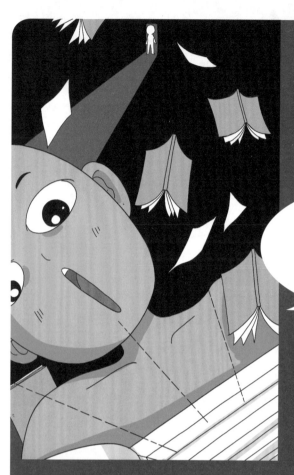

都说人生没有剧本，
不过，
人的身体有"**剧本**"。

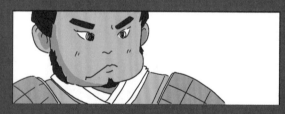

要做孔武有力的
男主角?

还是温婉可人的
女主角?

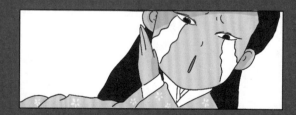

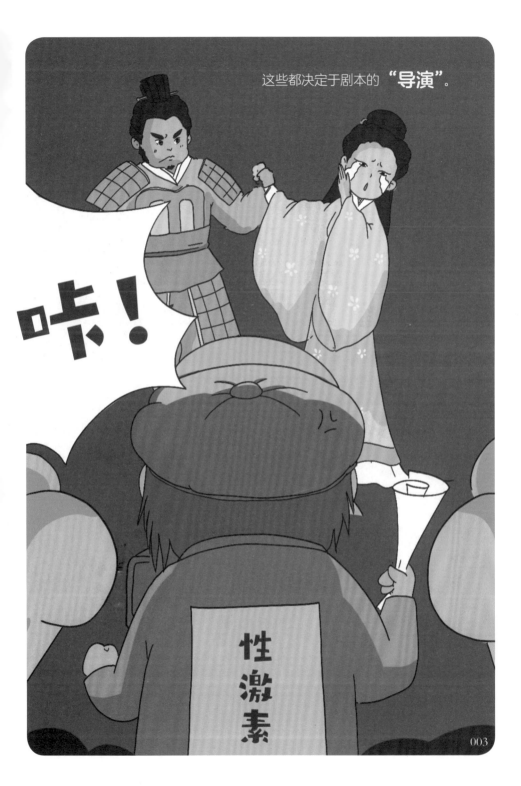

性激素主要包括

雄激素和雌激素。

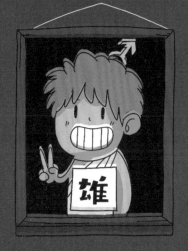
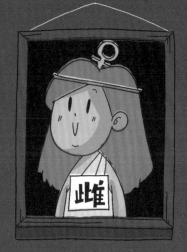

小贴士：女性除了有雌激素，还有孕激素。

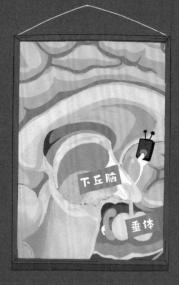
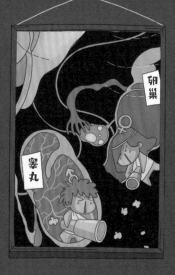

进入青春期后，它们在下丘脑和垂体的控制下，
主要由睾丸（男孩）和卵巢（女孩）分泌。

别看性激素量不多，可它们的影响力特别大。
除了促进各自"阵营"的性器官发育外，
还对**第二性征**的出现和保持起决定作用。

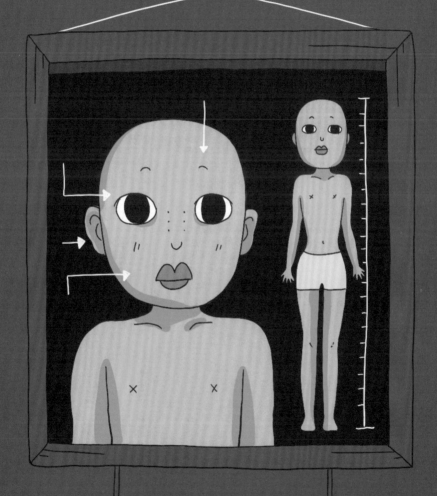

小贴士：
第二性征是指男女两性除了生殖器官以外的外貌特征区别，
体现在身高、体态、相貌等方面。

具体来说,
雄激素能让男孩体格高大、喉结突
出、面有胡须、嗓音浑厚……

雌激素则能让女孩乳房发育、体态
丰满、肩窄臀宽、嗓音尖细……

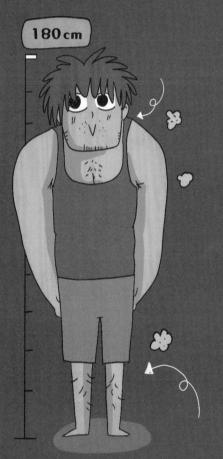

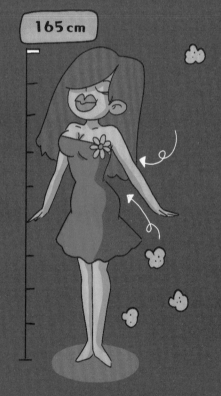

从小男孩到大男人，

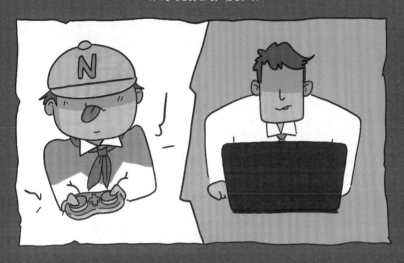

从小女孩到大一点的女孩。

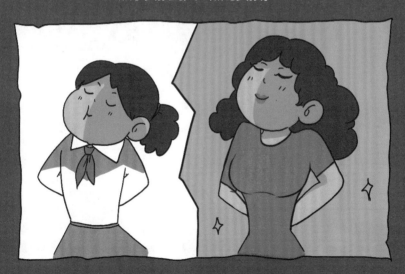

性激素伴随着我们的成长，
把"剧本"拍成一个个有声有色的故事。

不过——
这位"导演"也不是都按剧本拍。

不要！

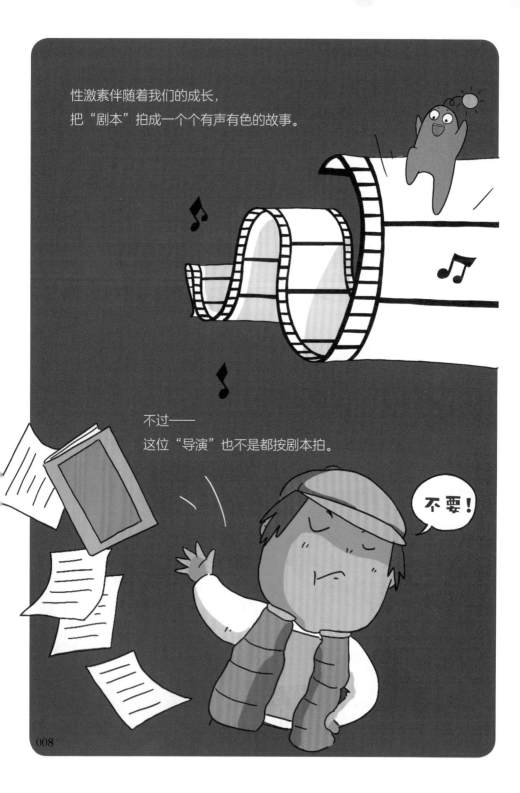

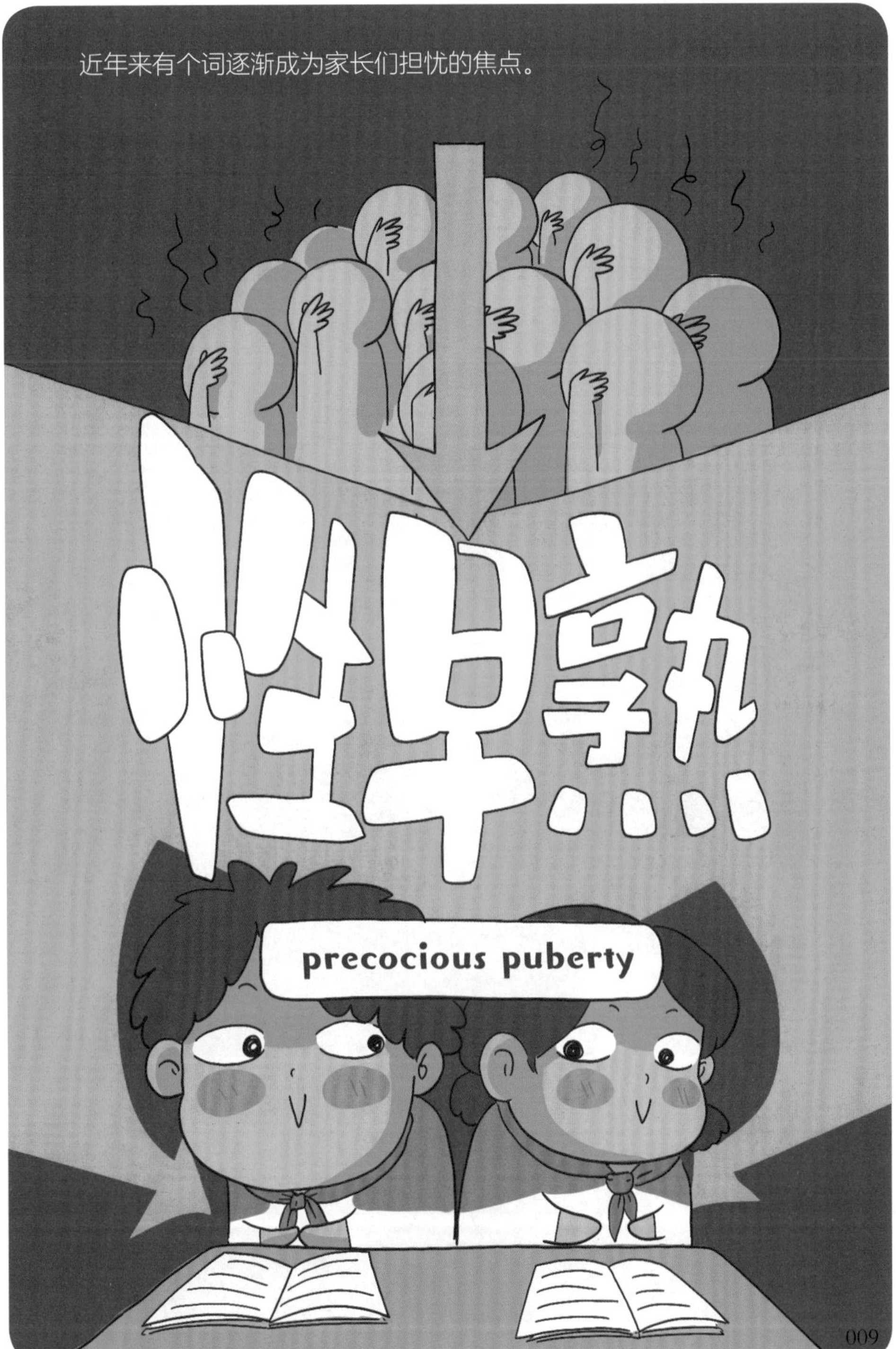
近年来有个词逐渐成为家长们担忧的焦点。
性早熟
precocious puberty

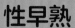

性早熟

是指男童在 9 岁前、
女童在 8 岁前出现第二性征。

它分为

中枢性（真性）性早熟

和

外周性（假性）性早熟。

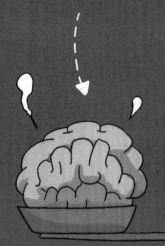

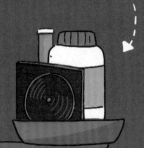

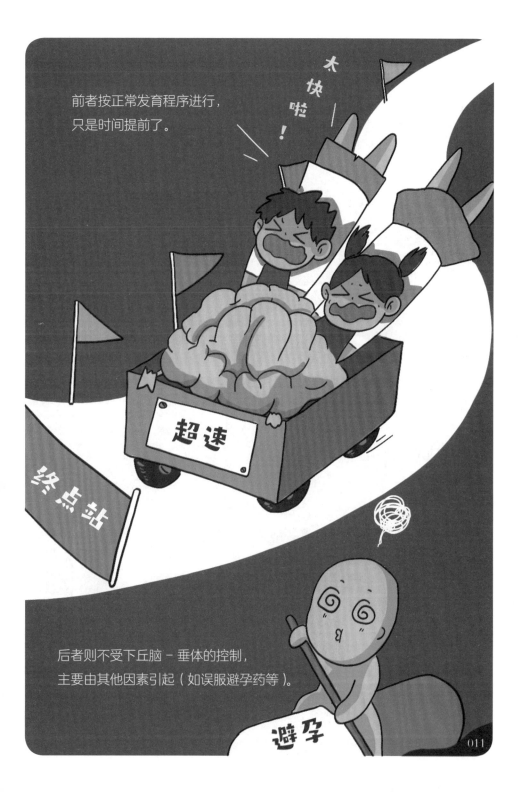

前者按正常发育程序进行，
只是时间提前了。

后者则不受下丘脑 - 垂体的控制，
主要由其他因素引起（如误服避孕药等）。

无论"真性"还是"假性"，性早熟都存在很大隐患。

一方面，
过早分泌的性激素在促进骨骼生长的同时，
也会使**骨骺线**提前闭合，
因此早熟的孩子长得快，但成年后长不高。

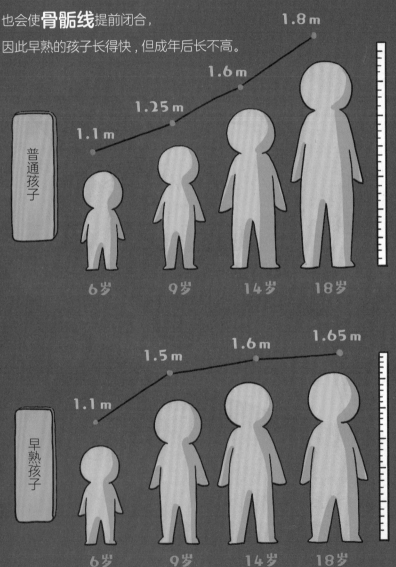

普通孩子

1.1 m
1.25 m
1.6 m
1.8 m

6岁　　9岁　　14岁　　18岁

早熟孩子

1.1 m
1.5 m
1.6 m
1.65 m

6岁　　9岁　　14岁　　18岁

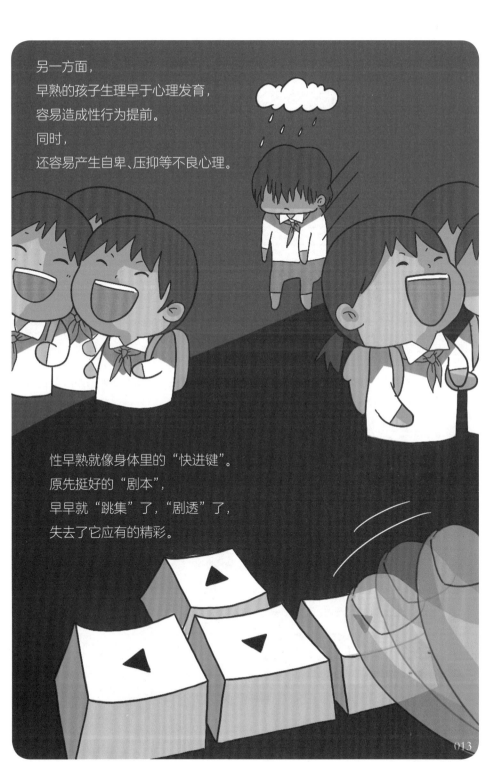

另一方面，
早熟的孩子生理早于心理发育，
容易造成性行为提前。
同时，
还容易产生自卑、压抑等不良心理。

性早熟就像身体里的"快进键"。
原先挺好的"剧本"，
早早就"跳集"了，"剧透"了，
失去了它应有的精彩。

性早熟的病因还在研究中。

现有的研究表明：

以下因素可能会触发这个"快进键"。

先天因素

一般来说，
家族成员如果性早熟，
孩子性早熟的概率也相对大些，
而女孩性早熟比例又远高于男孩。

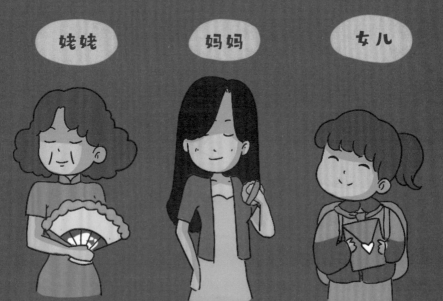

姥姥　　　妈妈　　　女儿

肥胖

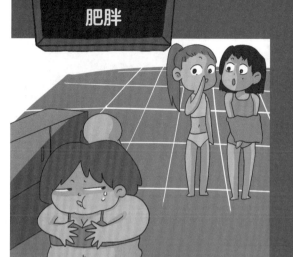

与体重正常的女孩相比，
肥胖会导致女孩乳房发育
和月经初潮年龄提前。

开灯睡觉

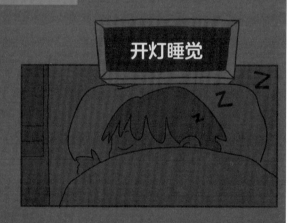

睡觉时身体分泌的**褪黑素**，
能放缓性激素的产生，
有利于防止性早熟。
而开灯睡觉
会减少褪黑素的产生。

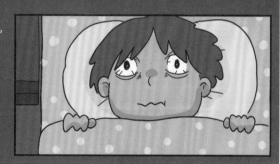

激素摄入

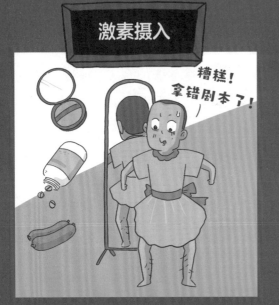

一些化妆品、保健品、
甚至不正规的食品中，
含有雌激素，
也会导致性早熟。
男孩误用后
甚至会出现女性第二性征。

心理因素

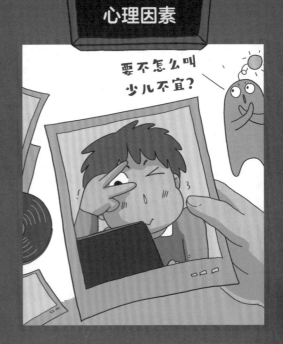

色情图文、影片
会形成心理刺激，
诱发心理性早熟。

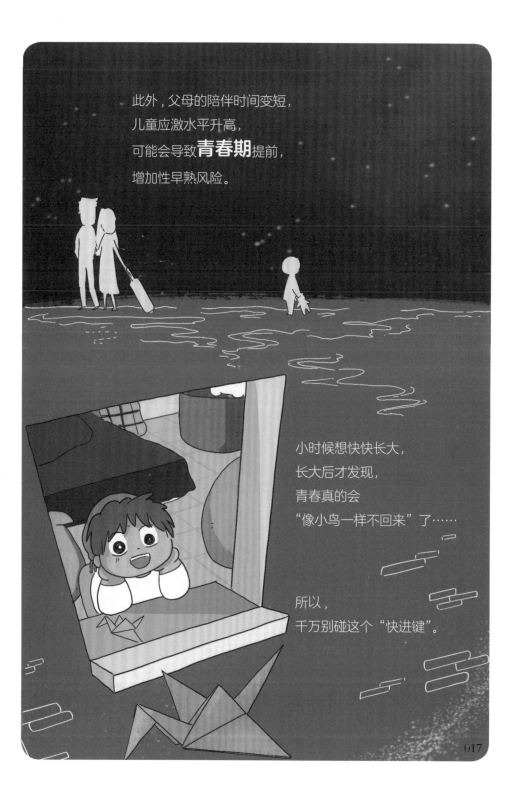

此外，父母的陪伴时间变短，
儿童应激水平升高，
可能会导致**青春期**提前，
增加性早熟风险。

小时候想快快长大，
长大后才发现，
青春真的会
"像小鸟一样不回来"了……

所以，
千万别碰这个"快进键"。

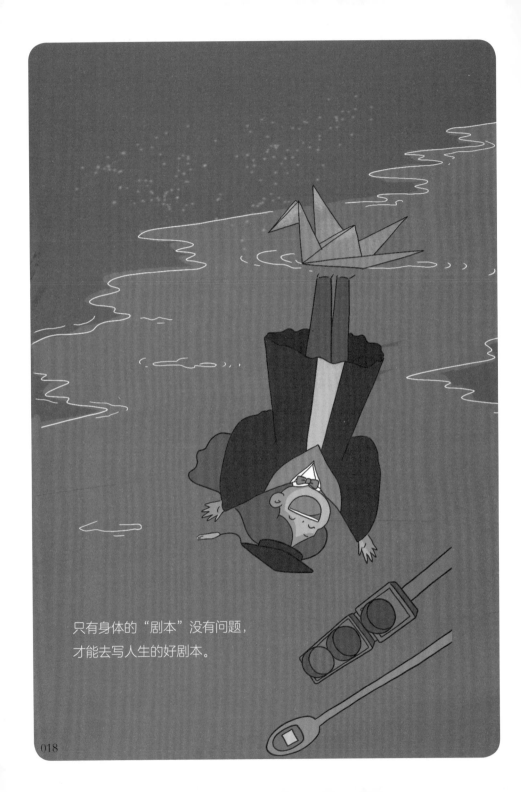

只有身体的"剧本"没有问题，
才能去写人生的好剧本。

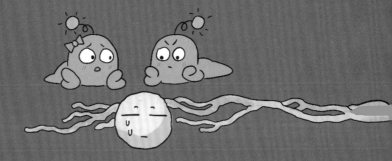

2 肺结节，不纠结！

医生说

　　肺结节是在胸部影像学检查中对肺内病灶的描述，并不一定是肺癌。很多肺部良性或恶性病变均可表现为肺结节，如炎症、钙化、肺内淋巴结等，其中早期肺癌或转移性肺癌等恶性肿瘤只占小部分。肺有小结节，莫要有心结。

——南京市第二医院全科医学科　孙思庆

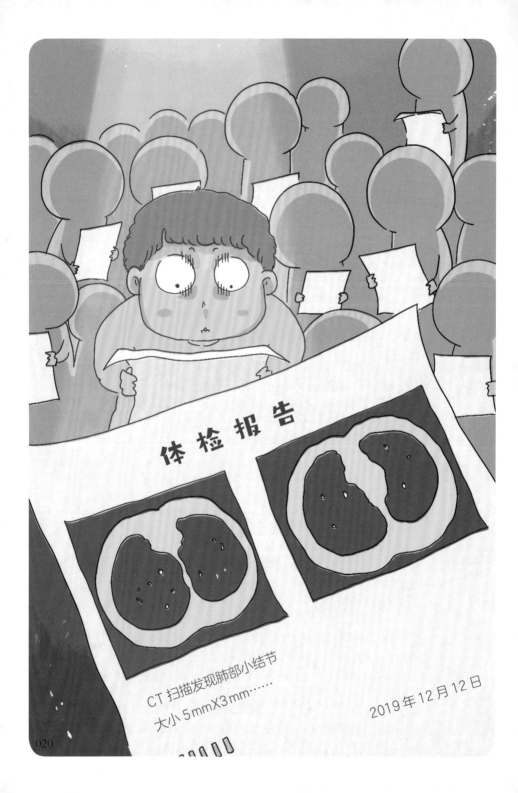

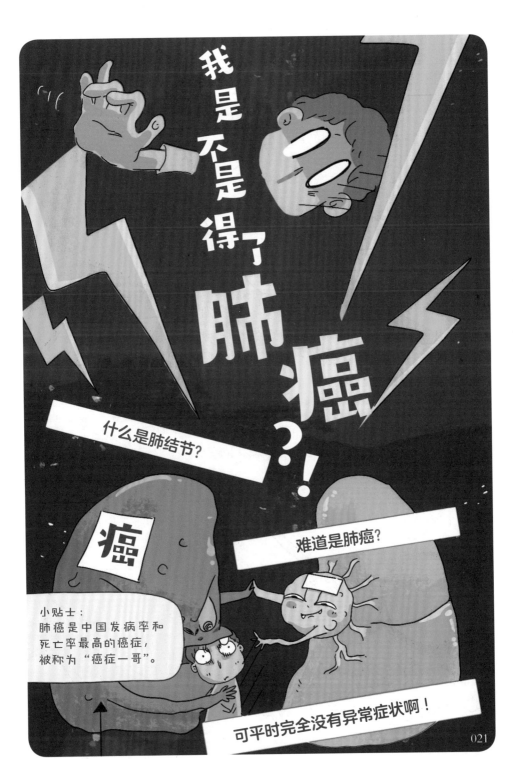

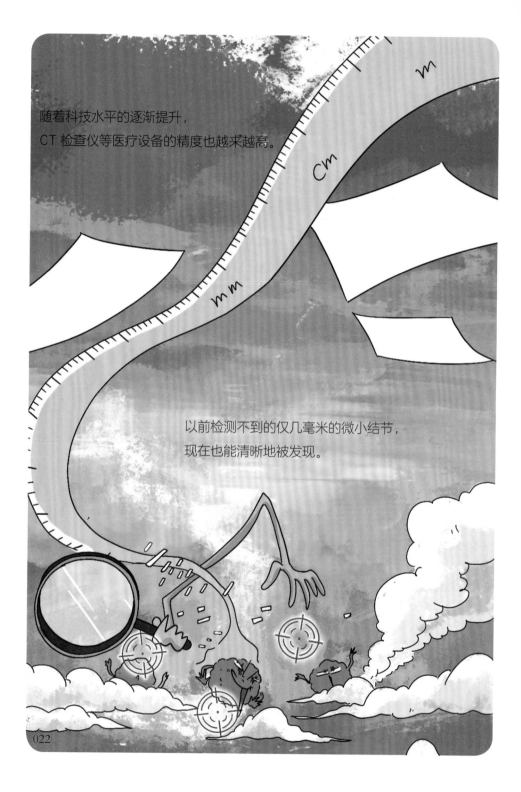

随着科技水平的逐渐提升，
CT 检查仪等医疗设备的精度也越来越高。

以前检测不到的仅几毫米的微小结节，
现在也能清晰地被发现。

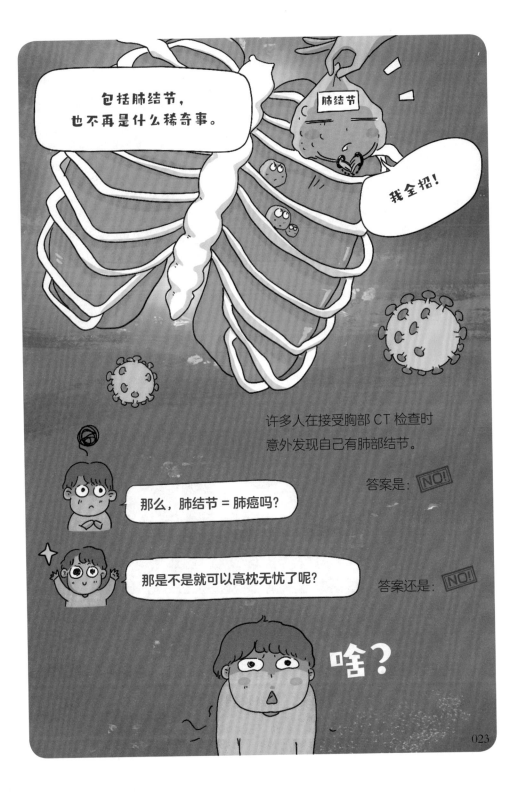

包括肺结节，
也不再是什么稀奇事。

肺结节

我全招！

许多人在接受胸部 CT 检查时
意外发现自己有肺部结节。

那么，肺结节 = 肺癌吗？

答案是：NO!

那是不是就可以高枕无忧了呢？

答案还是：NO!

啥？

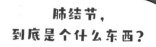

肺结节，
到底是个什么东西？

影像学上，
肺结节是指肺内直径≤3cm的局灶性、类圆形的、密度增高的实质性或亚实质性的肺部阴影。

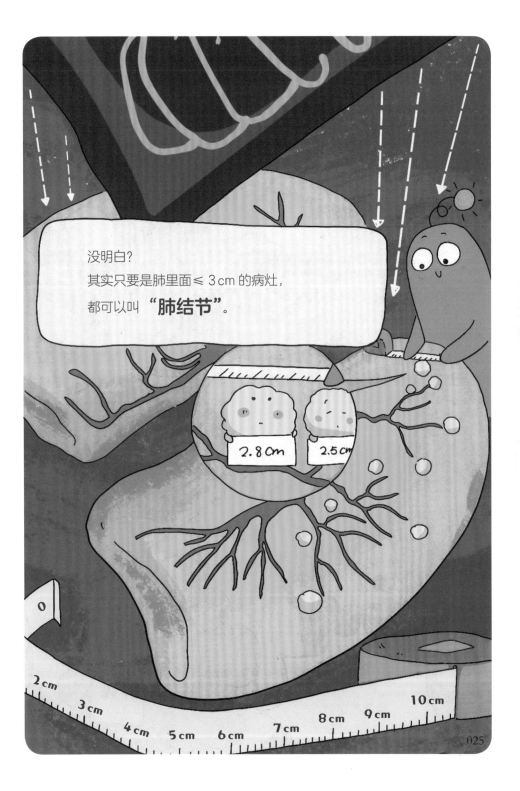

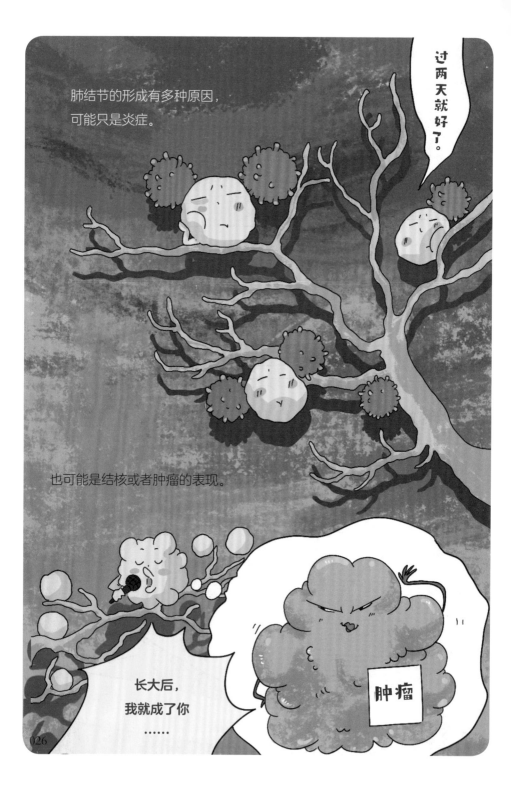

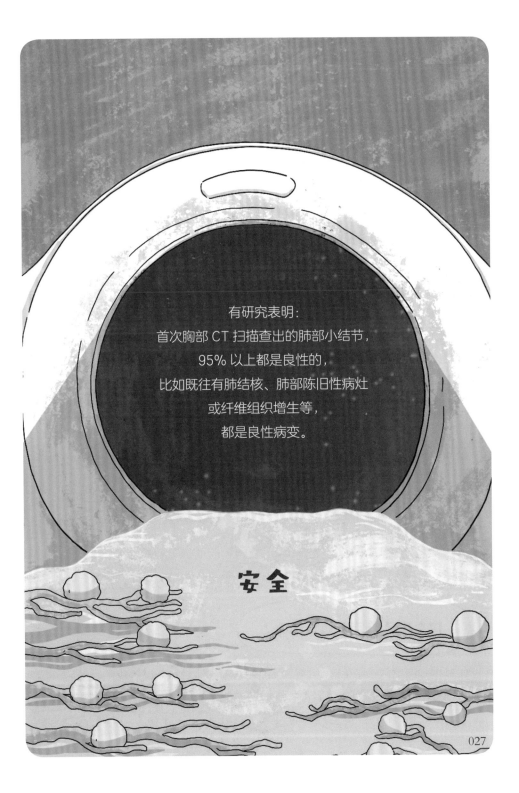

没明白？
其实只要是肺里面≤ 3 cm 的病灶，
都可以叫 **“肺结节”**。
2.8 Cm
2.5 cm
0
2 cm
3 cm
4 cm
5 cm
6 cm
7 cm
8 cm
9 cm
10 cm

有研究表明：
首次胸部 CT 扫描查出的肺部小结节，
95% 以上都是良性的，
比如既往有肺结核、肺部陈旧性病灶
或纤维组织增生等，
都是良性病变。

安全

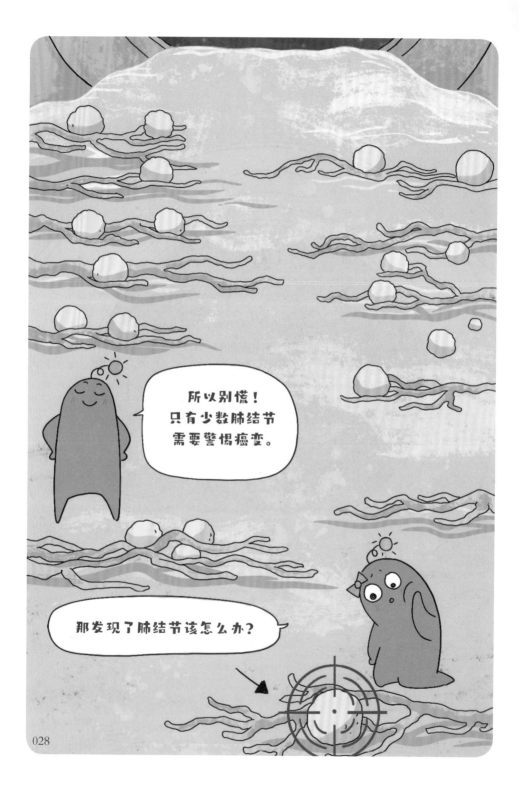

首先不要着急做**手术**。

因为你也不知道，

这个小结节在你体内存在了多少年。

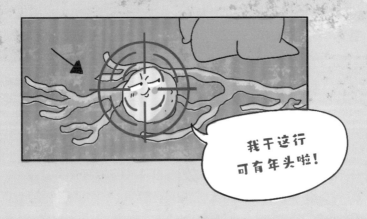

先观察 3~6 个月，

根据大小、形态、结节实质性成分的比例、密度等，

往往可以初步判断，

是疑似肺癌还是良性病变。

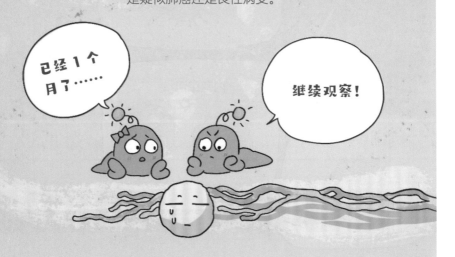

首先结节的**大小**是判断良恶性的重要标准。

一般来说，结节越大恶性的可能性就越大。

小于**5mm**的微小结节绝大部分都是良性的，

而大于**3cm**的结节恶性概率就更大。

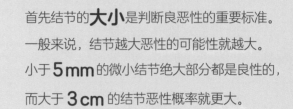

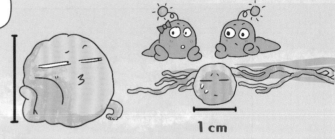

此外， CT 影像报告提示

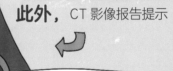

结节周围有毛刺状

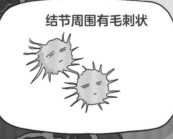

内有空泡

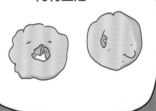

密度不均匀

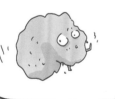

也可能是恶性的标志。

结节长得越 **"古怪"**，
恶性的可能性就越大。
比如结节有分叶、毛刺、胸膜牵拉、
含气细支气管征和小泡征、偏心厚壁空洞等，
可能是患肺癌的预警。

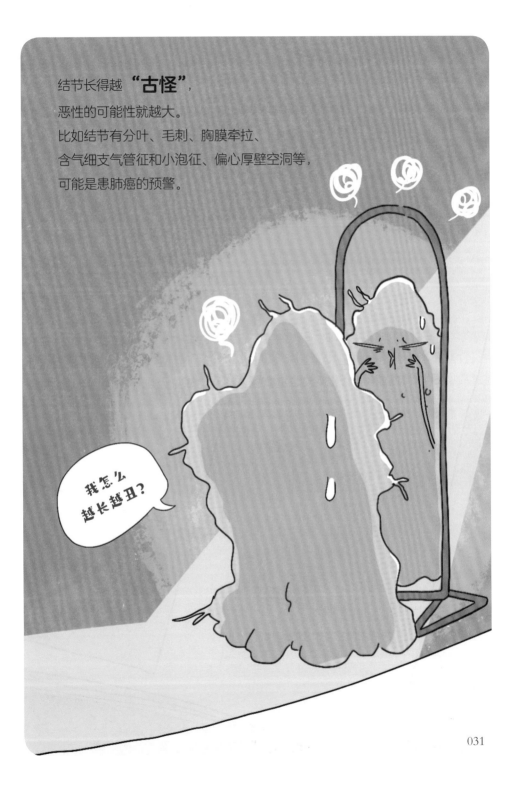

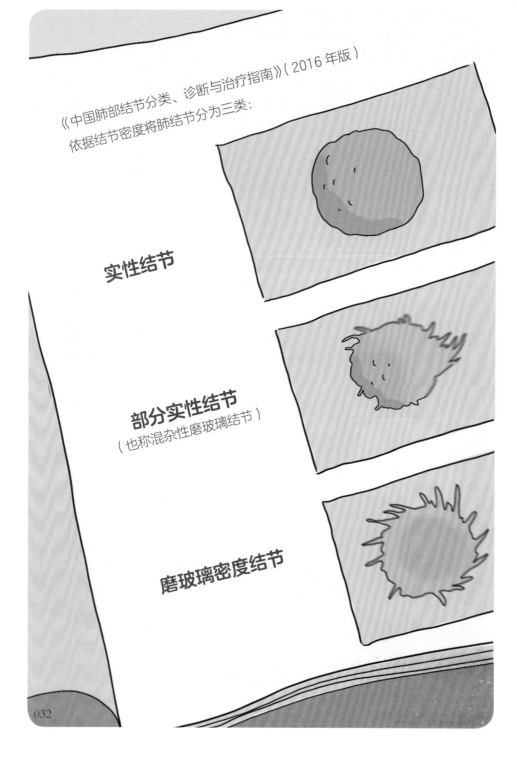

《中国肺部结节分类、诊断与治疗指南》（2016 年版）
依据结节密度将肺结节分为三类：

实性结节

部分实性结节
（也称混杂性磨玻璃结节）

磨玻璃密度结节

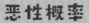

恶性概率

部分实性结节   磨玻璃密度结节   实性结节

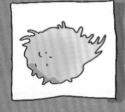 > 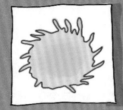 和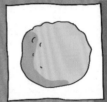

肺结节的诊断，
除了依靠 CT 影像，
也可以借助"液体活检"技术。

小贴士：
液体活检是指血液肿瘤标志物检测
和肺癌血清抗体检测，有助于帮助
医生对肺结节是否需要临床干预进
行决策。目前，这项技术已经在国
内许多医院应用。

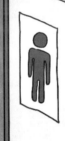

啊——
要被发现了！

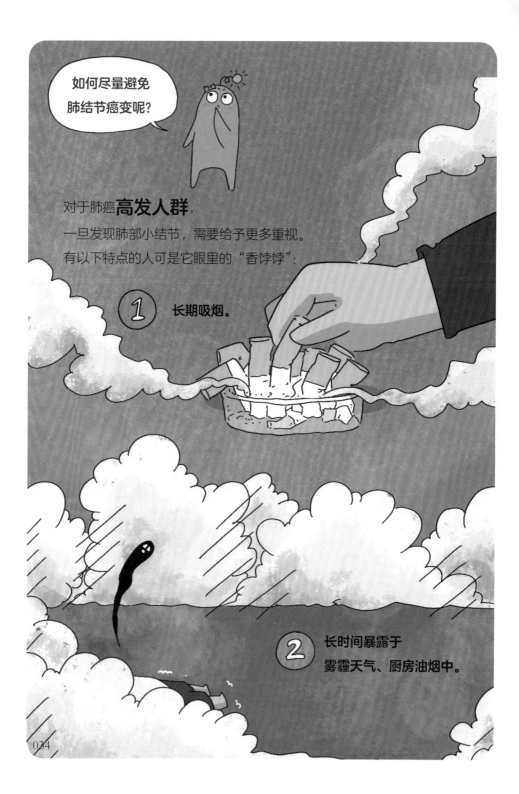

如何尽量避免
肺结节癌变呢?

对于肺癌**高发人群**,
一旦发现肺部小结节,需要给予更多重视。
有以下特点的人可是它眼里的"香饽饽":

① 长期吸烟。

② 长时间暴露于
雾霾天气、厨房油烟中。

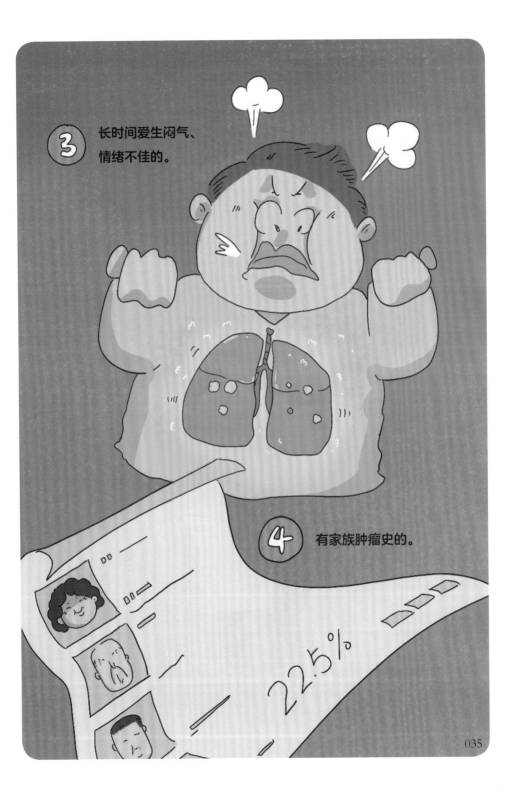

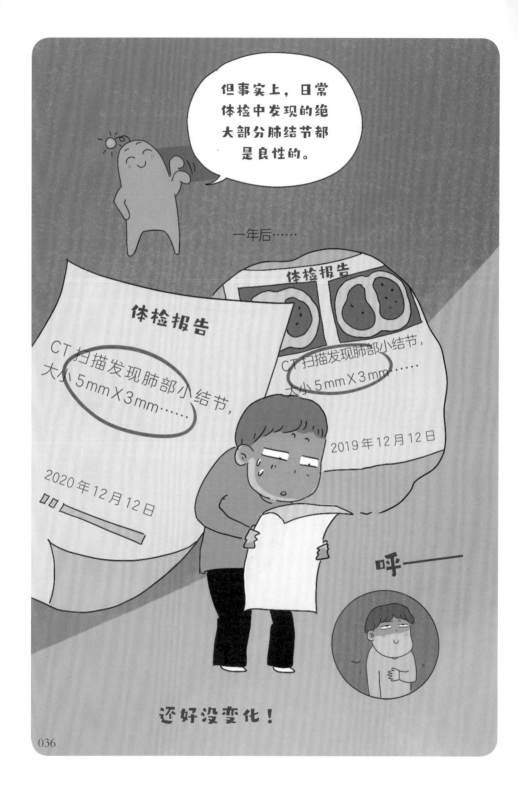

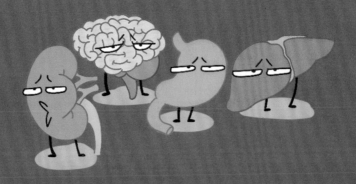

3 男女都有更年期，调理这样做！

医生说

　　更年期不是洪水猛兽，更年期人群只要保持良好的生活习惯，不熬夜、少喝酒、不抽烟、合理膳食等，家人给予充分的关爱，便可平稳度过更年期。

——中国微循环学会转化医学专业委员会　谭奏东

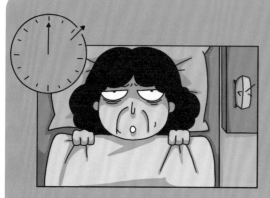

最近妈妈总睡不好觉……

情绪也很不稳定，
上一秒发火，

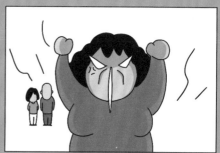

下一秒就哭。

……

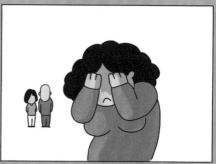

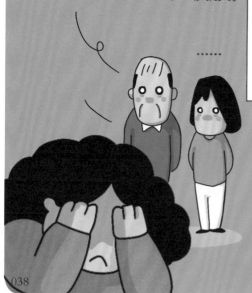

特别爱唠叨。

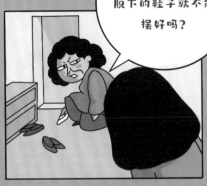

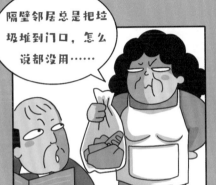

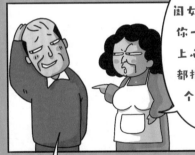

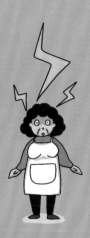

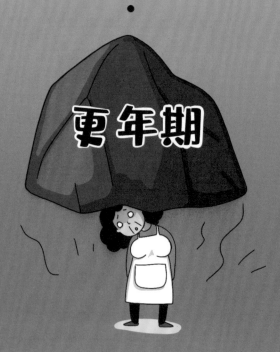

更年期

妈妈们在潜意识里都很抗拒更年期的到来。

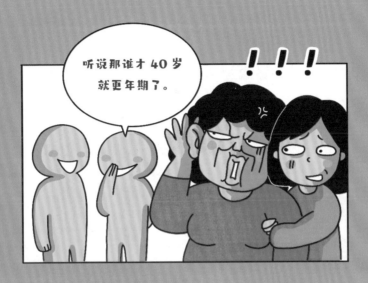

她们害怕变老，

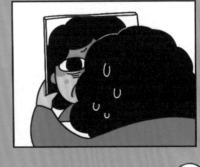

害怕不再美丽，

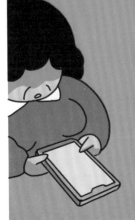

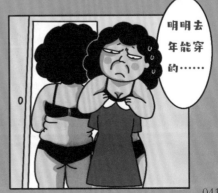

害怕被忽略……

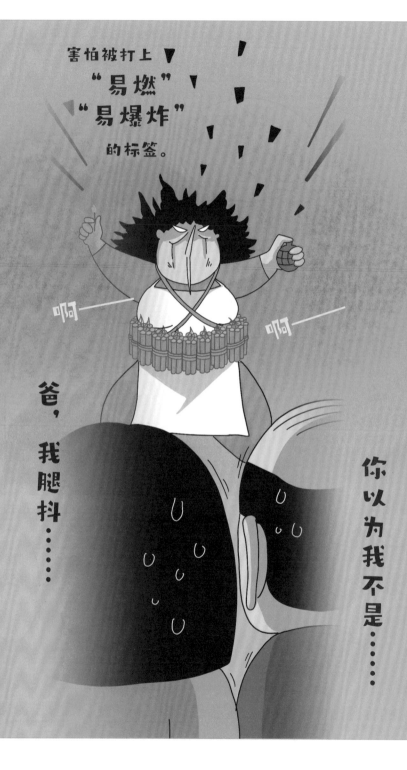

其实这些变化是所有女性都要经历的。

女性更年期，
是女性从生殖期过渡到老年期的
一个生理阶段。
包括绝经前期部分时期、
绝经、绝经后期部分时期。

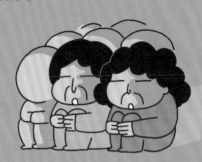

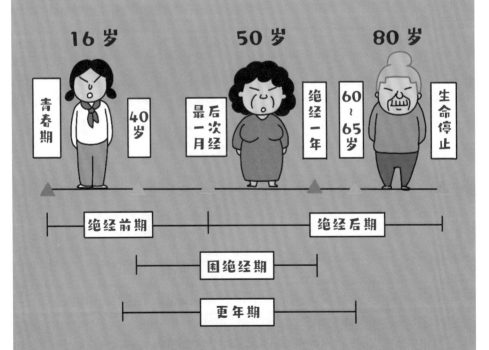

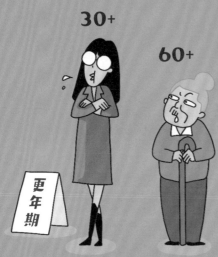

30+

60+

更年期一般在 **45~55 岁**时到来，
平均年龄为 **49.5 岁**，
可提前到 **30 岁**左右，
也能延后到 **60 岁**左右。

更
年
期

雌激素可以影响女性
几乎全身所有的组织和器官。

女人一生一般排 400 多颗卵子，
来一次月经会排出一颗成熟的卵子，
正常情况下，一年会排出 12 颗卵子。

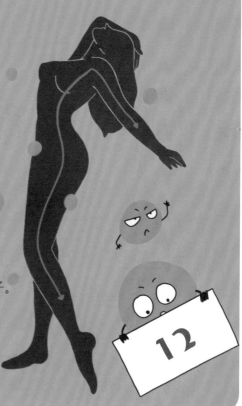

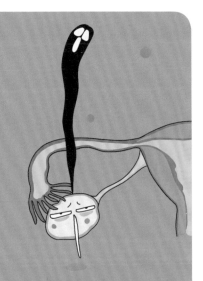

随着卵子数量的减少，
卵巢也在慢慢地老化、萎缩。

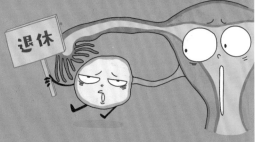

女性进入更年期后，
卵巢功能逐渐衰竭，
分泌雌激素的速度就会减缓，
进一步引发
全身多个器官和组织的退行性变化。

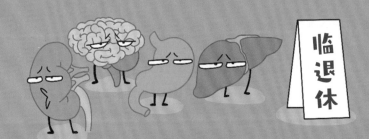

而后，开始出现一系列症状。

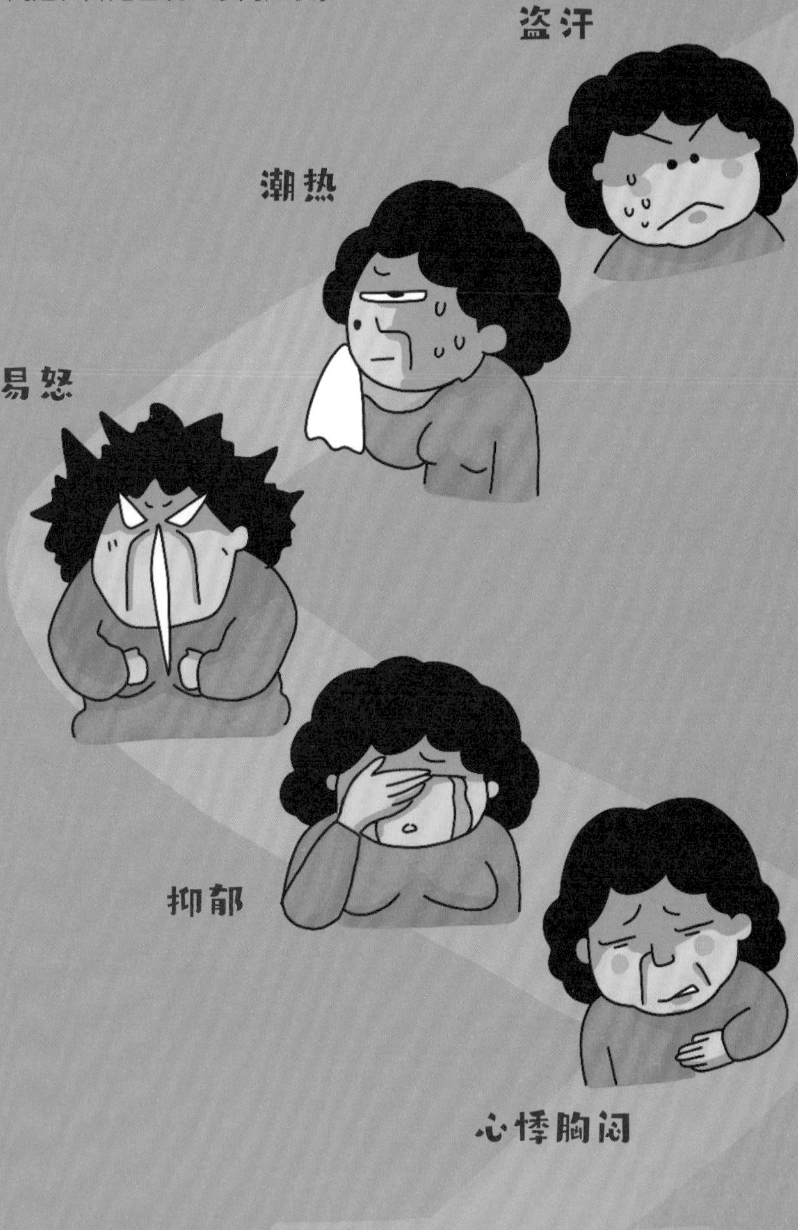

盗汗

潮热

易怒

抑郁

心悸胸闷

这些症状就叫

更年期综合征

早期症状

月经紊乱

生理期记录

4月
1234 _____

5月
6月
已推迟 32 天

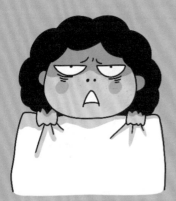

睡眠障碍

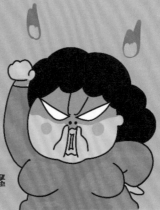

易躁

多疑

爱发牢骚

抑郁

中期症状

阴道黏膜萎缩

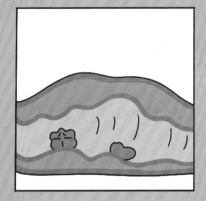

阴道炎

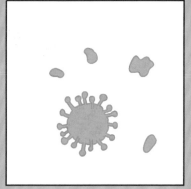

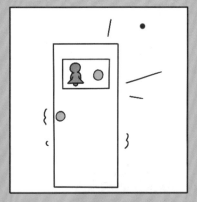

尿急

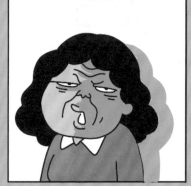

皮肤萎缩

骨质疏松

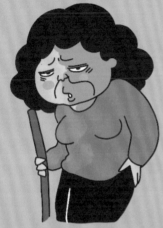

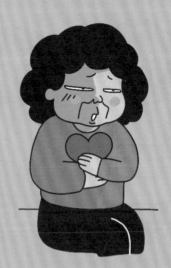

心血管疾病

大多数女性仅有轻微症状，
不需要特殊治疗。
极少数人症状严重，甚至影响生活和工作，
需要及时就医。

拉我起来，
我还可以工作！

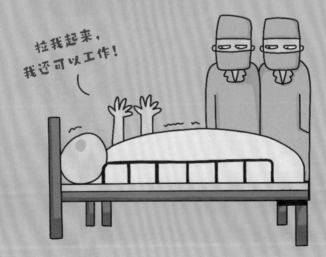

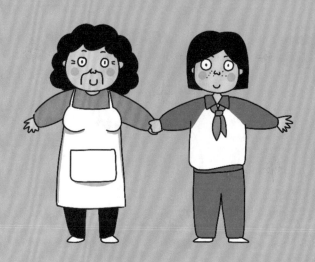

其实更年期就像青春期一样，
只是一个特殊的生理时期。

不要太在意，
也不能不重视。
积极应对，
就可以顺利度过！

更年期应对指南

1. 自我调节

清淡饮食，
多吃蔬菜、水果。

坚持体育锻炼，
增加日晒时间。

调节作息与生活状态。

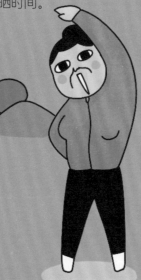

计划表

8:30 早饭 ✓

9:00 锻炼 ✓

21:30 睡觉 ✓

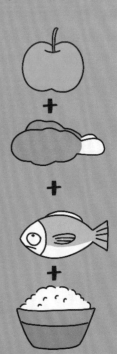

2. 性激素治疗

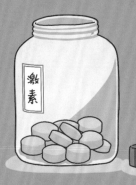

常见方法有:
雌孕激素序贯疗法、
单纯雌激素疗法。

3. 药物治疗

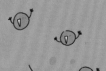

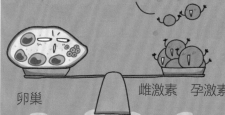

卵巢　　　　雌激素　孕激素

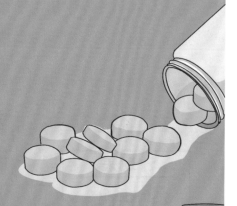

常用药物有中成药、抗焦虑药和抗抑郁药等。
医生也会选用一些
能够提高骨骼强硬度和遏制骨质疏松的药物。

4. 心理治疗

解除思想负担，保持豁达、乐观的情绪，多参加一些娱乐活动。

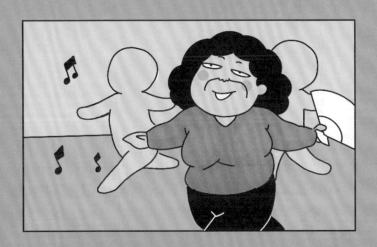

不能通过自我疏导减轻症状时，及时就医疏导心理障碍。

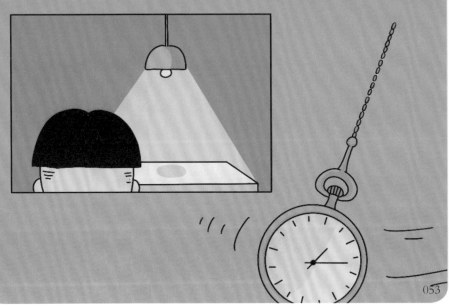

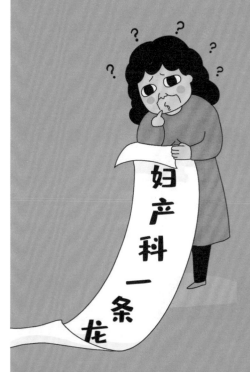

此外,
每年应定期做
宫颈细胞学检查、
乳腺筛查、血液检查,
以及妇科 B 超检查。

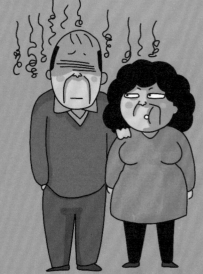

更年期不是女性专利,
男性也有。
男性年龄大了,
雄激素水平也会下降。

妇产科一条龙

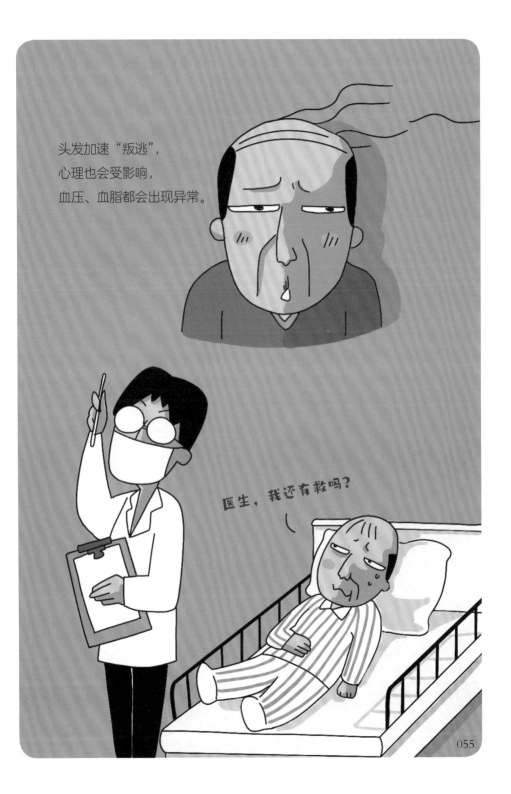

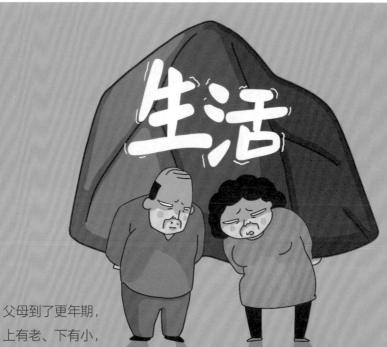

生活

父母到了更年期，
上有老、下有小，
用不再年轻的身体，
担着不比年轻人小的压力。

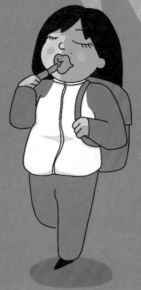

如果再有个正值青春期的孩子，
家里鸡飞狗跳的情形就在所难免。

父母在变老，
更年期的很多症状常常
由情绪问题引发。

所以，对于家人来说，
最好的方法就是让他们快乐！

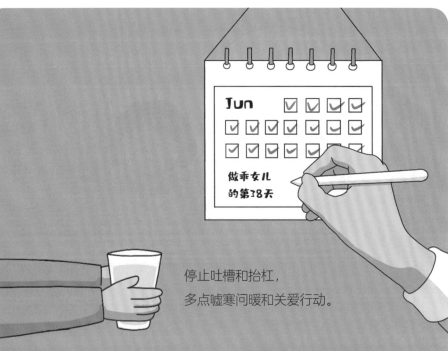

停止吐槽和抬杠，
多点嘘寒问暖和关爱行动。

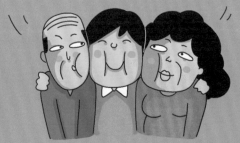

特别是对妈妈。

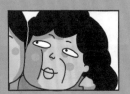
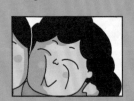

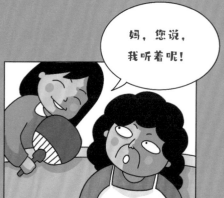

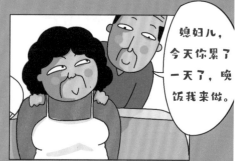

在她人生中的这一特殊时期，
多多给予关爱和理解，
有时候治愈她的，
可能就是我们的一点耐心。

其实更年期也没那么可怕！

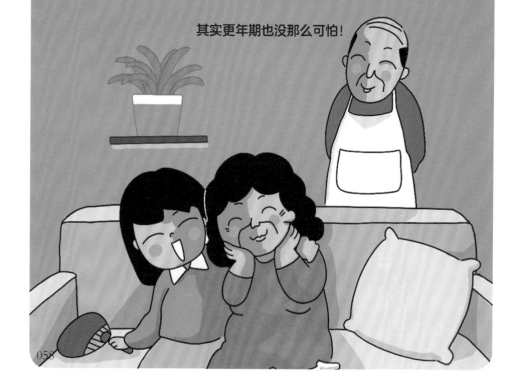

4

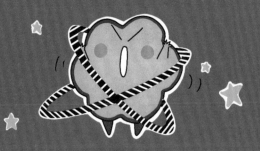

这种"要命"的肚子疼，可能是身体里的"蛋黄"破了

女性身体有些部位十分脆弱，肚子疼更是有很多种原因，黄体破裂是女性突发腹痛的重要原因，由于常发生于同房以及外部撞击后，又被人戏称为"激情杀手"。作为女性自身，需要时刻关注自己身体发出的信号；作为女性的伴侣，更要给她们精心的呵护。

——北京世纪坛医院妇产科　白文佩

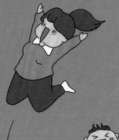

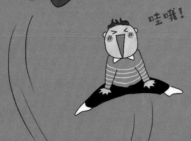

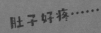

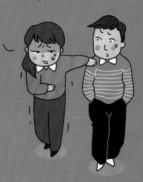

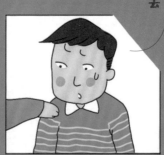

应该是胡吃海塞后玩虚脱了，
我吃点调理肠胃的药就好了！

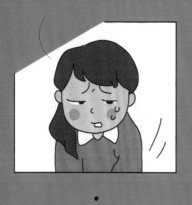

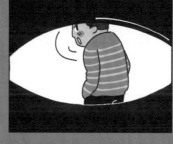

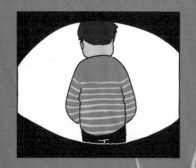

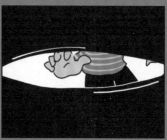

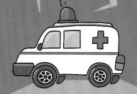

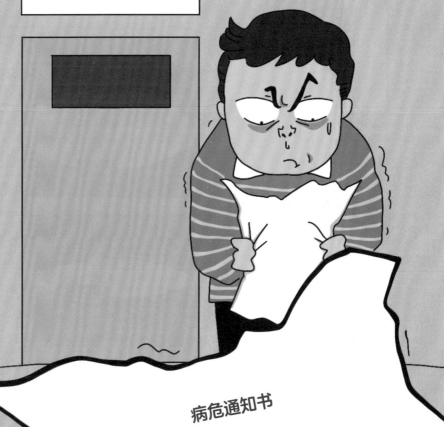

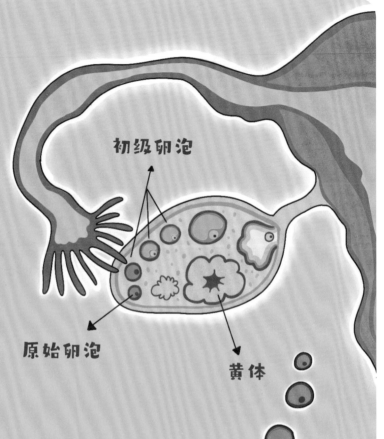

初级卵泡

原始卵泡

黄体

黄体是卵巢中
富含毛细血管并具有内分泌功能的细胞团,
圆圆的像蛋黄,处于排卵期的女性都有。

排卵后,
黄体才会出现。

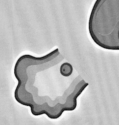

一周后长到鹌鹑蛋那么大！

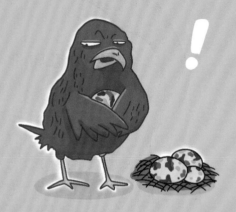

如果主人没怀孕，
黄体一周后就会退化消失，
这两周就叫**黄体期**。

如果主人孕育了小生命，
黄体大显身手的时刻就到了。

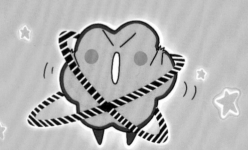

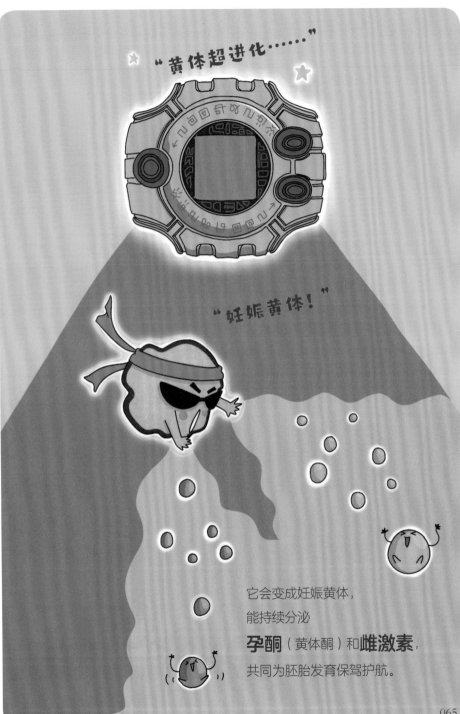

"黄体超进化⋯⋯"

"妊娠黄体！"

它会变成妊娠黄体，
能持续分泌
孕酮（黄体酮）和**雌激素**，
共同为胚胎发育保驾护航。

065

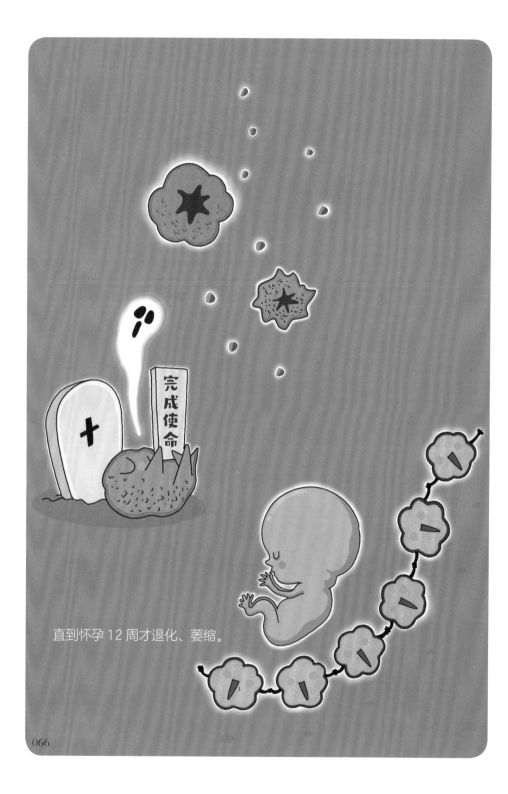

直到怀孕12周才退化、萎缩。

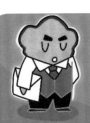

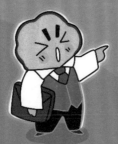

所以，黄体其实是
新生命的护花使者、
女性月经的操盘手，
功劳不小。

各部门注意！

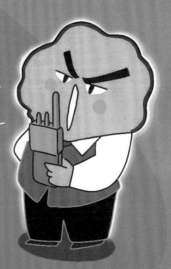

别戳我！

如此重要的黄体，
却像生蛋黄一样脆弱，
不小心就会破。

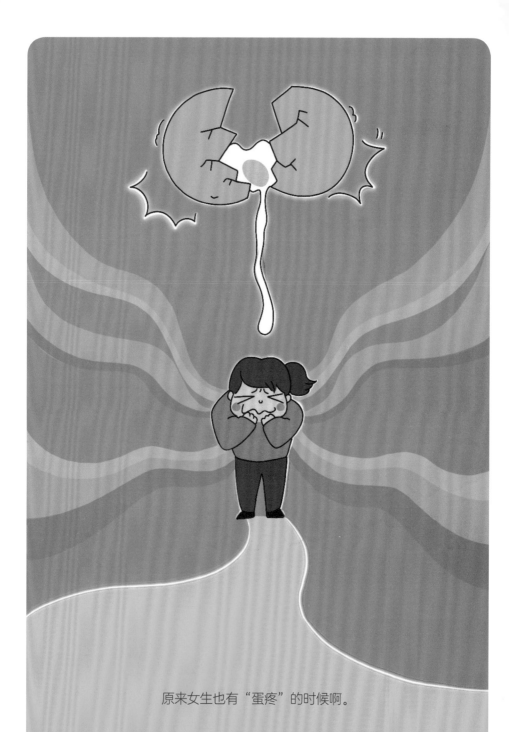

原来女生也有"蛋疼"的时候啊。

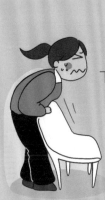

下腹受到撞击，

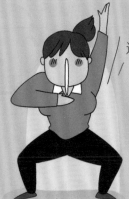

运动过于激烈，

剧烈咳嗽、用力排便，

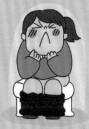

黄体都可能破裂。

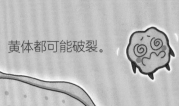

出师未捷
身先死……

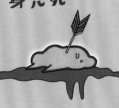

14~30 岁女性是高发人群。

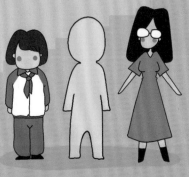

14 岁　　　　**30 岁**

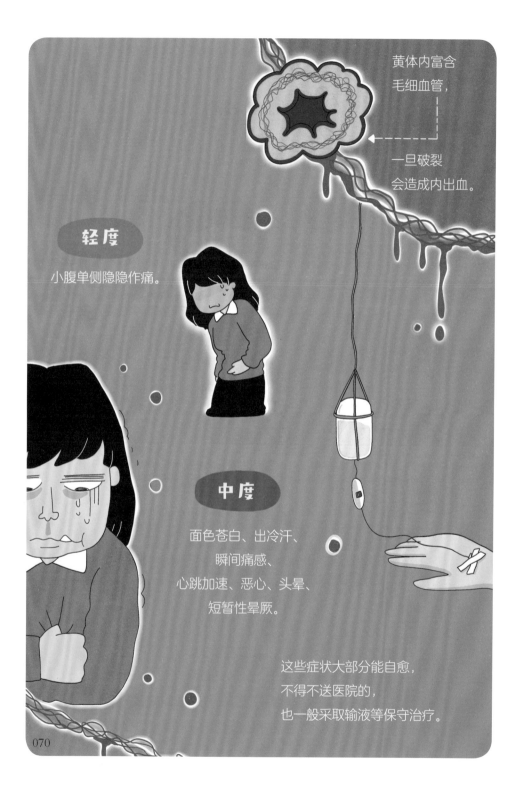

黄体内富含
毛细血管，

一旦破裂
会造成内出血。

轻度

小腹单侧隐隐作痛。

中度

面色苍白、出冷汗、
瞬间痛感、
心跳加速、恶心、头晕、
短暂性晕厥。

这些症状大部分能自愈，
不得不送医院的，
也一般采取输液等保守治疗。

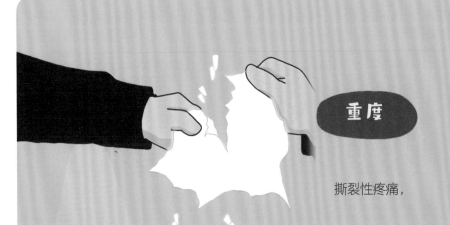

重度

撕裂性疼痛，

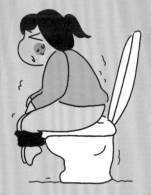

肛门坠胀感，

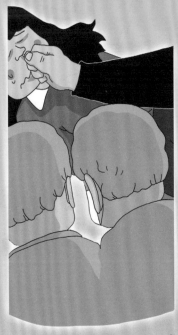

大量出血时，
血液一般堆积在盆腔里，
严重时会引起休克，需要手术止血。

治疗不及时会危及生命！

因为症状相似，
黄体破裂容易被误诊为
宫外孕（异位妊娠）、**急性阑尾炎、肠胃炎**。

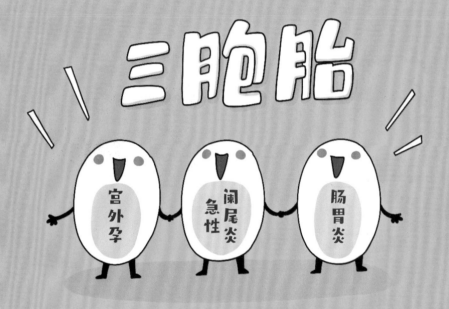

听到这儿，
你是不是心惊肉跳？！

但其实黄体破裂发生率并不高，
也能有针对性地预防。

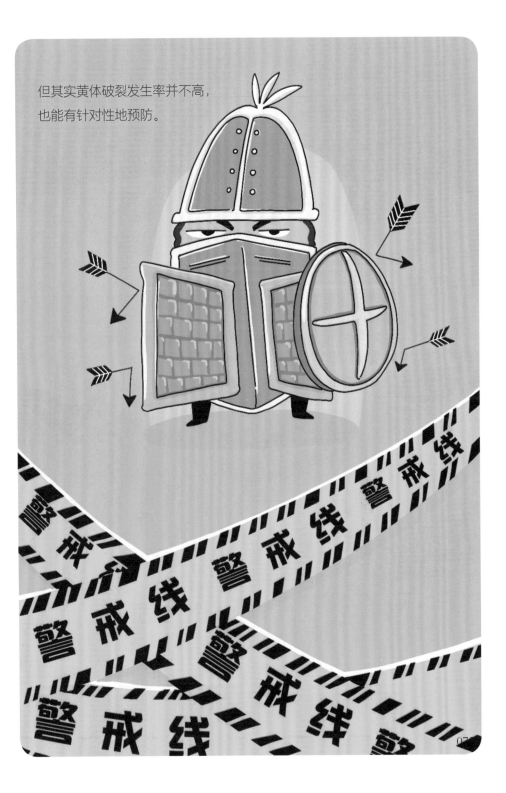

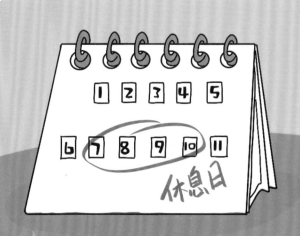

平时加强体育锻炼，
但月经前一周别剧烈运动。
同房时，避免粗鲁、激烈的动作。

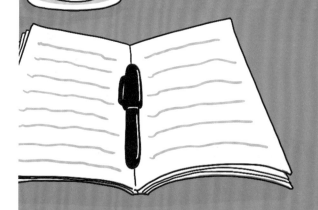

咳嗽、便秘会导致腹压增高，
如果剧烈咳嗽、严重便秘就要及时治疗。

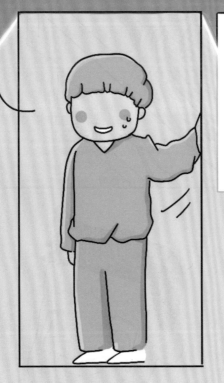

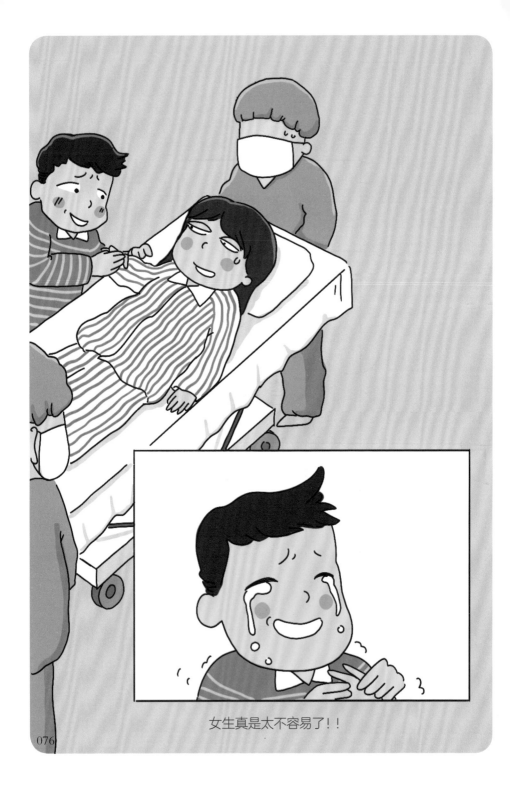

女生真是太不容易了！！

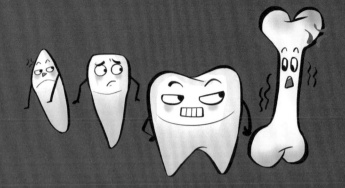

5 智齿发炎，拔了会面瘫？

医生说

　　绝大多数人的智齿不能正常地萌出，或部分露出，或位置不正，难以有效清洁，成了口腔卫生的死角。智齿所在区域，是病原微生物栖息繁衍的天堂，是引发人体疾病甚至危及生命的"火药桶"。

——北京大学口腔医院口腔颌面外科　王佃灿

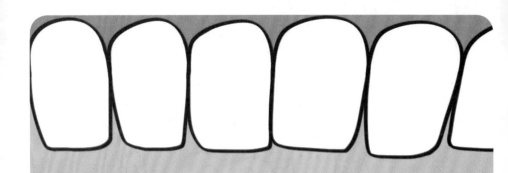

我叫小智，
是牙齿家族中最小的孩子。
我在人类**十七八岁**时，
也就是他们上高中**"长智慧"**的时候才逐渐萌出，
所以被人们叫做**智齿**。

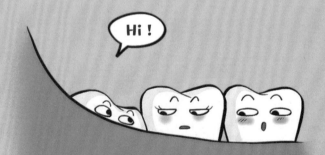

我虽然年龄小，
却是个**大个子**。

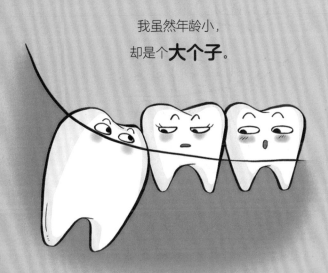

我是**磨牙**中的一员，磨牙是牙齿里体积最大的成员，
比**尖牙**（虎牙）、**切牙**（门牙）都大。

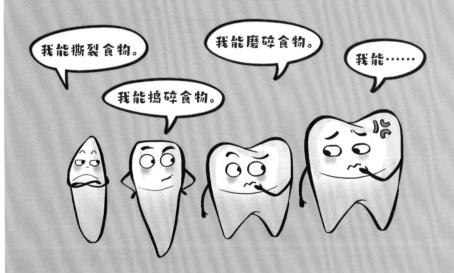

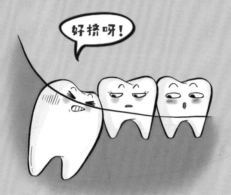

或许是我来得太晚了，
出生时家里只剩下一个**小角落**，
根本不够我生长。

空间有限，
我只好横着长。
（**水平阻生**）

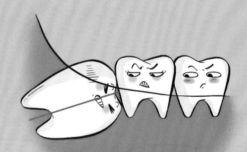

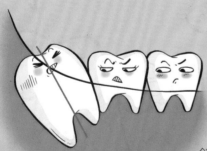

斜着长。
（**近中阻生、远中阻生**）

往墙里长。

（**垂直阻生**）

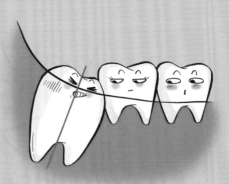

甚至可以"倒挂金钩"往地下钻。

（**倒置阻生**）

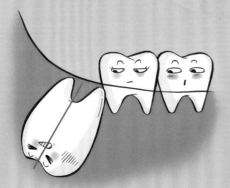

但毕竟人多屋小，
一不留神就挤到了哥哥姐姐，
整个家都**乱套**了。

嘿！你都把我挤错位啦！

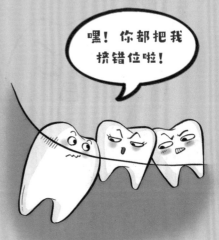

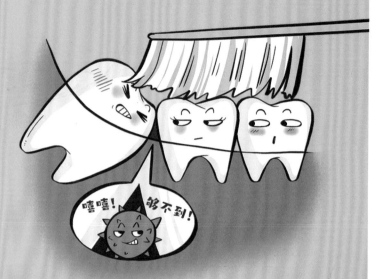

我与牙龈之间容易形成盲袋，

盲袋内的缝隙无法清洁，

食物残渣留在这里，

成为致病细菌等微生物栖居繁衍的天堂。

盲袋周边的牙龈经常处于或轻或重的

炎症的状态。

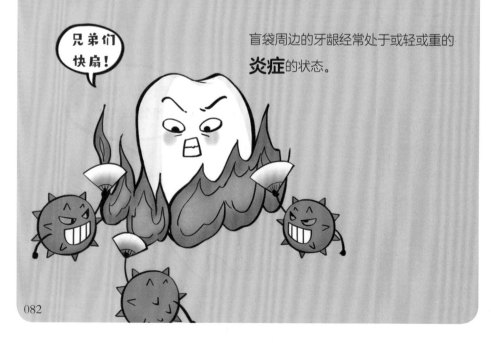

紧挨着我的哥哥姐姐们也很容易受到牵连，

龋齿、牙周炎说来就来。

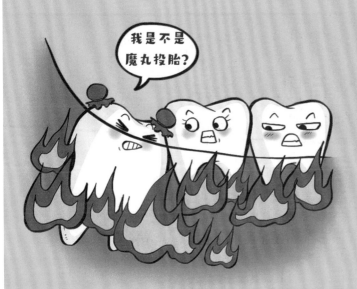

而且我处在交通要道，旁边就是咽喉，

感染一旦扩散可能导致**多间隙感染**，

对人类有窒息致死的风险。

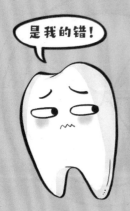

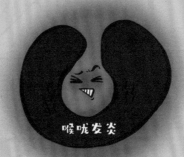

我也可以引发**败血症**，
导致人类因感染性休克而死亡。

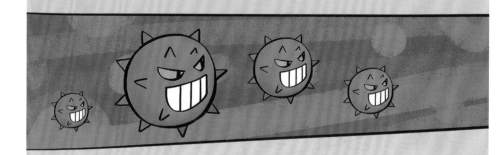

咀嚼像拍巴掌，
一个巴掌拍不响。
哥哥姐姐都成双成对，
而我常常是**"单身狗"**，
孤军奋战，咀嚼无力。

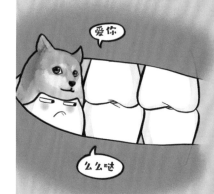

只有少数位置端正、
上下成对、紧密贴合、
有足够萌出空间的智齿才能留下。
或者，如果相邻的哥哥姐姐病了，
不得不走，
我就可以替补上，
但机会很渺茫。

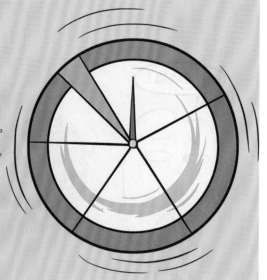

横冲直撞、容易发炎是人类给我的标签，
但不是我的错。
我本是一颗正常的**磨牙**，
用来对付硬质的食物。

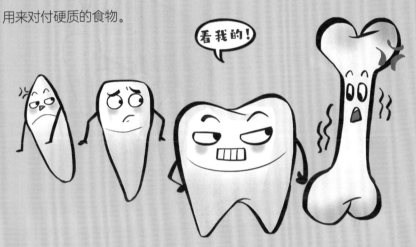

人类吃的东西越来越精细，
导致整个**咀嚼系统**退化，
其中颌骨退化太快，
口腔容量急剧缩小。

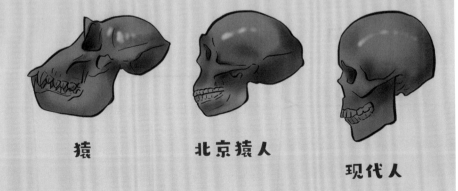

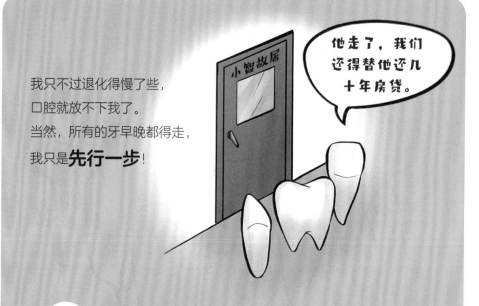

我只不过退化得慢了些，
口腔就放不下我了。
当然，所有的牙早晚都得走，
我只是**先行一步**！

问 智齿冠周炎，药物能治愈吗？

不能。"野火烧不尽，春风吹又生"，
拔除智齿，去除病因，才能治愈。

问 长智齿疼吗？

牙齿的萌出是正常的生理过程，很少
会疼痛，长智齿也同样很少会疼。不
能把智齿冠周炎的症状误认为是长智
齿带来的，智齿冠周炎会持续一辈子。

问 **听说拔智齿会面瘫，真的吗？**

不会！但有可能会出现下唇感觉功能障碍：①概率很低，发生率约千分之一；②后果轻微，下唇不变形，不影响说话，能吃能睡；时间久了，能恢复适应。不可因噎废食哦！

 问 **拔智齿的最佳时间是什么时候？**

18~20 岁，请避开重大事宜，比如高考。

 问 **拔智齿是一种什么感觉？**

在成功进行局部麻醉条件下，拔牙时，是慌乱的麻木紧迫感；拔牙后恢复的过程，是如释重负的疼痛感，妙不可言！

问 拔完智齿会怎样？

智齿号称人体的"火药桶"，所在区域也是疾病好发的部位。拔掉智齿，会使人变得更加健康。

问 拔智齿后要注意什么？

24 小时内，安静地休息，不刷牙、勿漱口、少说话。24 小时后，跟着感觉走，恢复刷牙、漱口、吃喝。现代医学技术能保证智齿被轻易地拔下。如果术后出现伤口感染，需要找医生及时处理。

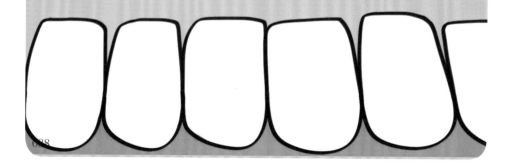

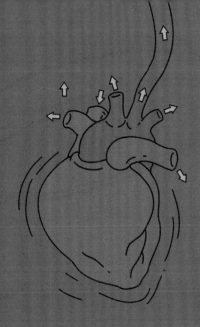

6 甩不掉的无声杀手，
你身后有没有？

中国高血压患者有 3 亿多人，心脑血管疾病已经位居死亡原因首位。坚持控制血压是预防心脑血管病发生的重要手段。按医嘱服用降压药，控制血压真不难。

——中国微循环转化医学专业委员会　谭秦东

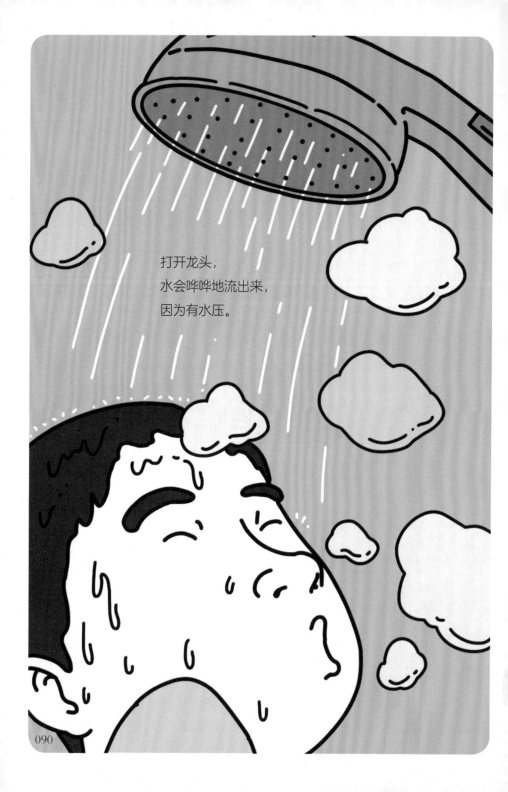

打开龙头，
水会哗哗地流出来，
因为有水压。

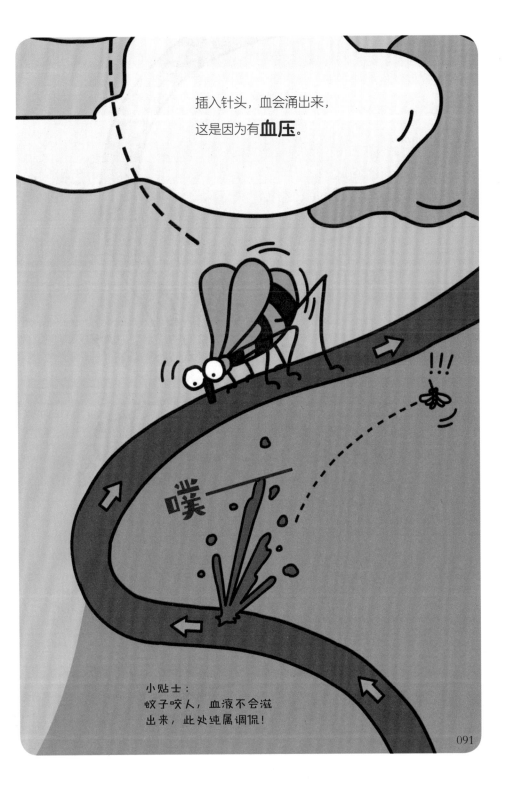

血压是指血液在血管内流动时对血管壁形成的侧压力。
人的血管约有 96 000 km 长，
就像一个长度可绕地球两圈半的巨型水管系统。

扑通

扑通

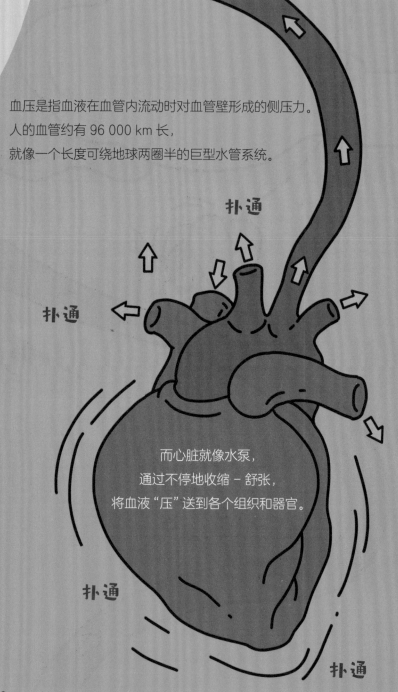

而心脏就像水泵，
通过不停地收缩 – 舒张，
将血液"压"送到各个组织和器官。

扑通

扑通

成人理想血压为：
收缩压 <120 mmHg，
舒张压 <80 mmHg。

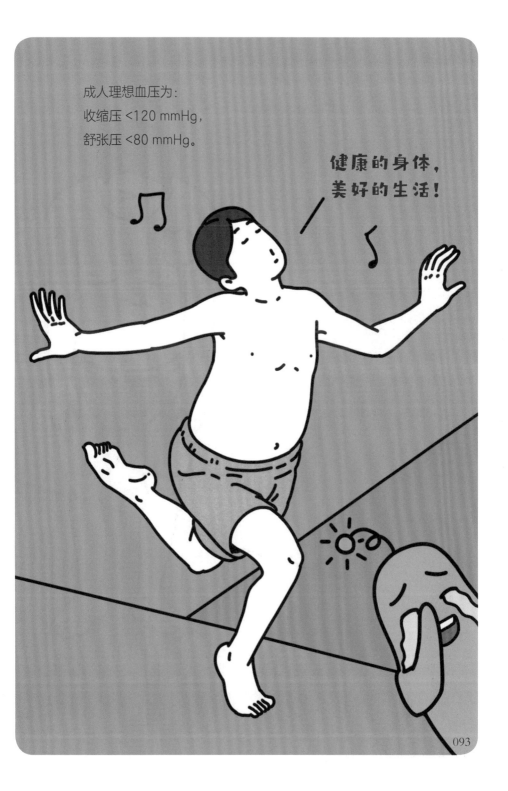

如果在没有服用降压药的情况下，
在不同的日子里 3 次测出：
收缩压≥ 140 mmHg
或舒张压≥ 90 mmHg，
那就可以诊断为**高血压**。

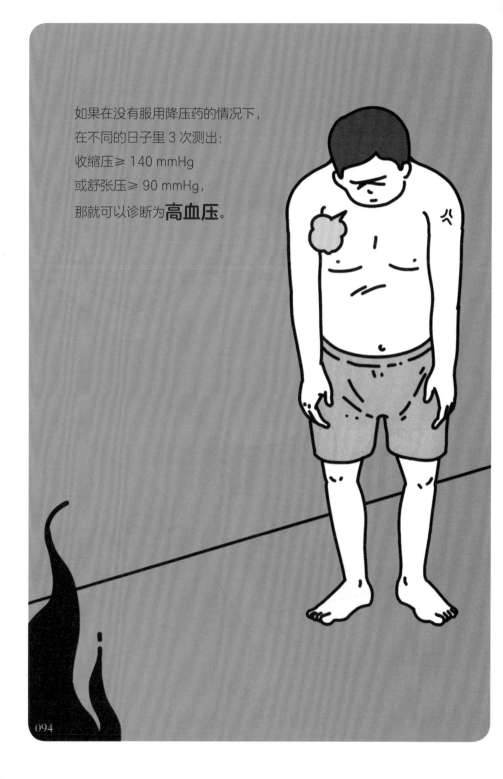

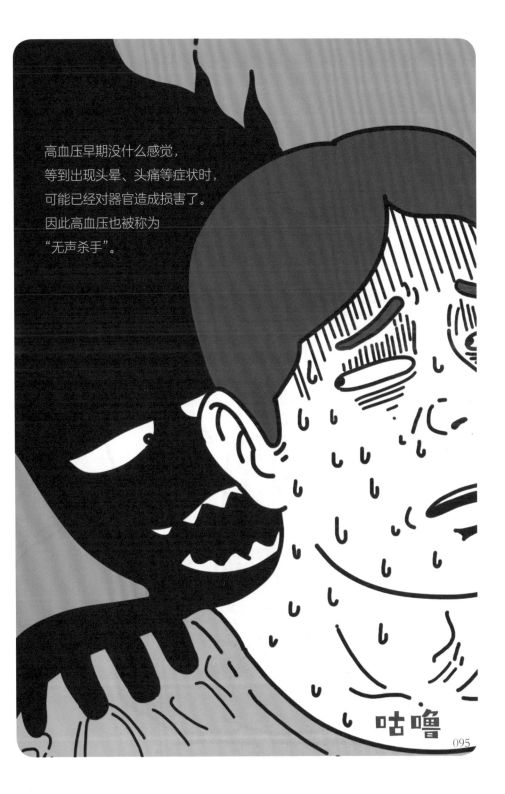

高血压早期没什么感觉，
等到出现头晕、头痛等症状时，
可能已经对器官造成损害了。
因此高血压也被称为
"无声杀手"。

咕噜

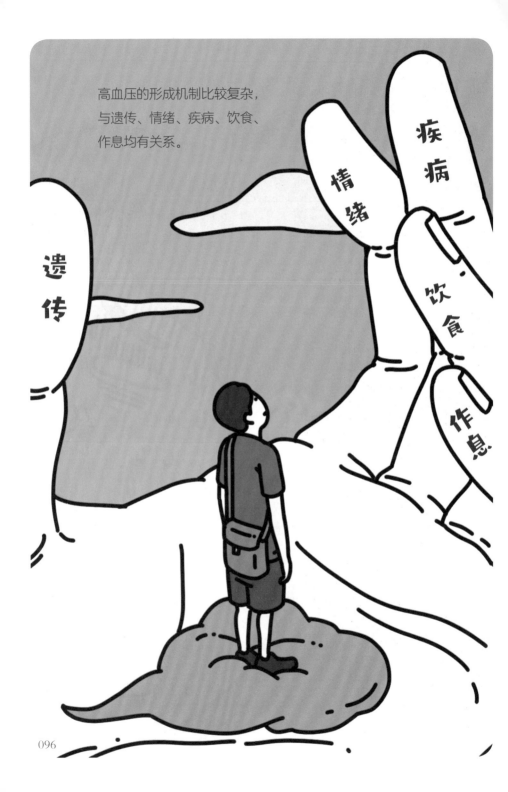

高血压的形成机制比较复杂，
与遗传、情绪、疾病、饮食、
作息均有关系。

遗传

情绪

疾病

饮食

作息

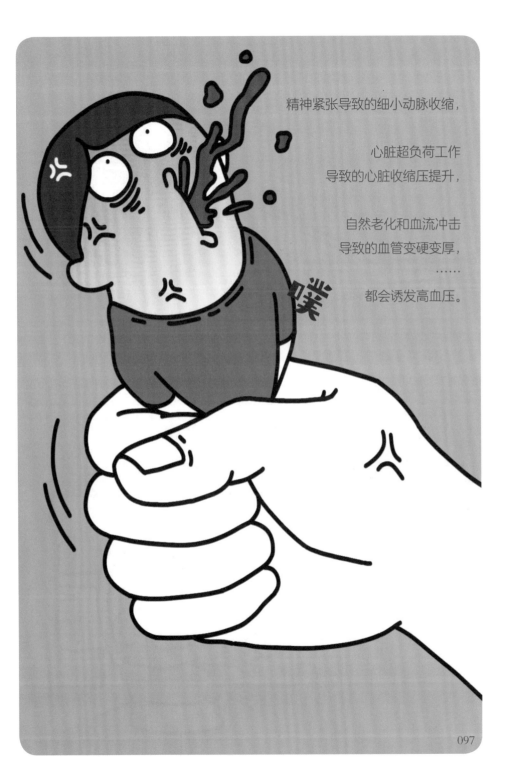

精神紧张导致的细小动脉收缩，

心脏超负荷工作
导致的心脏收缩压提升，

自然老化和血流冲击
导致的血管变硬变厚，
……
都会诱发高血压。

高血压既是果，也是因。

血压持续超标，高速血流就会加剧血管壁的损坏。

使其继续变硬变厚，造成恶性循环，

可能发展成**动脉粥样硬化**（简称"动脉硬化"）。

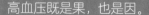

小贴士：
由于在动脉内膜积聚的脂质外观呈黄色粥样，因此称为动脉粥样硬化。

人体就像个公寓，
通着"水管"的五脏六腑
都躲不开高血压的魔爪。

脑血管动脉硬化

——脑梗死

俗称"脑梗塞"。

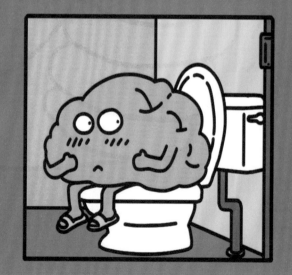

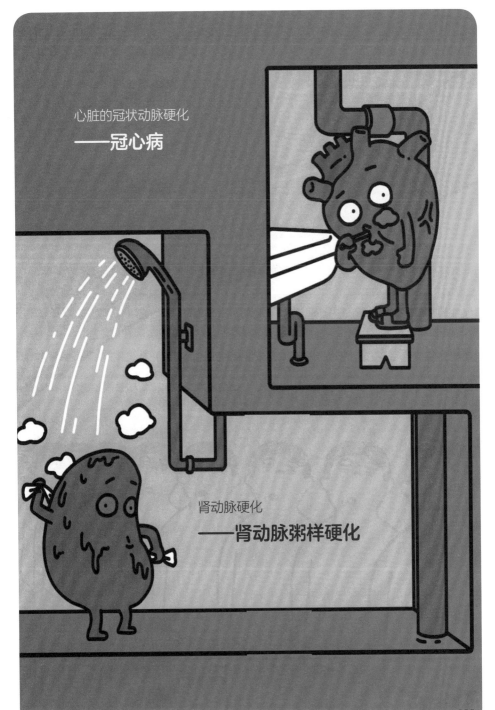

心脏的冠状动脉硬化
——冠心病

肾动脉硬化
——肾动脉粥样硬化

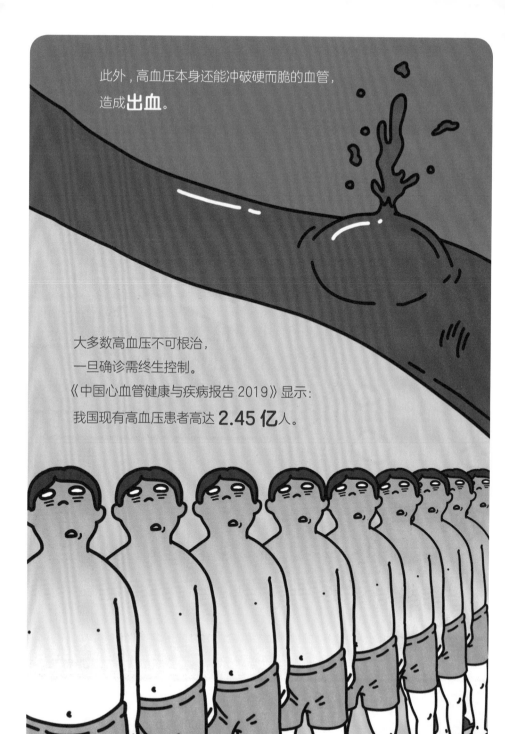

此外，高血压本身还能冲破硬而脆的血管，造成**出血**。

大多数高血压不可根治，
一旦确诊需终生控制。
《中国心血管健康与疾病报告 2019》显示：
我国现有高血压患者高达 **2.45 亿**人。

值得欣慰的是，高血压也并非不可控，
70%~80% 的高血压都跟不健康的生活方式有关。

做到以下几点，
就有望远离这位 **"杀手"**。

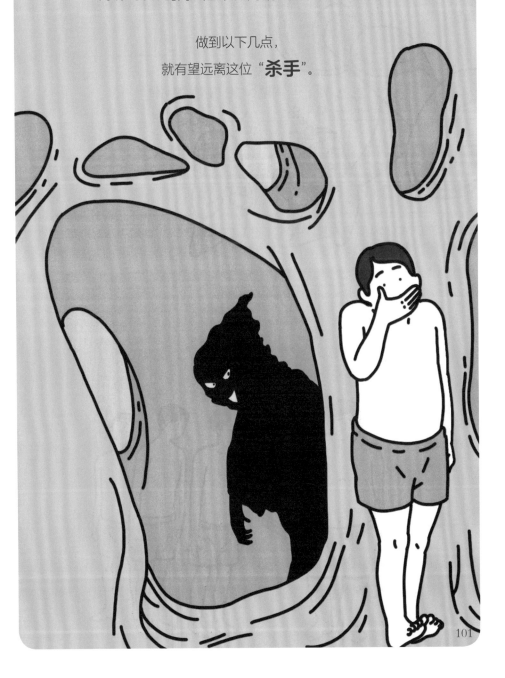

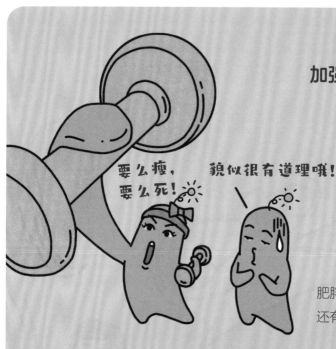

加强锻炼

肥胖不仅观感不好，
还有生命危险。

这是因为肥胖者血液代谢功能低下，
相较正常者患高血压的概率更大。

体重指数（BMI）≥ 24 kg/m^2，
患高血压的概率是正常者的 3~4 倍。

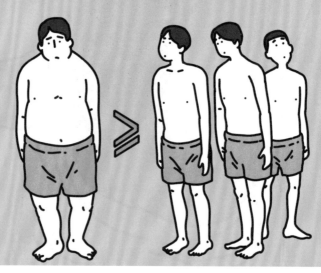

每周制订锻炼计划，
自律是疾病最大的克星。

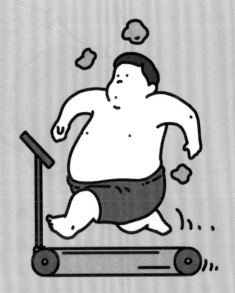

过去几十年，
高速发展的经济，
改变了我们的饮食内容及习惯。

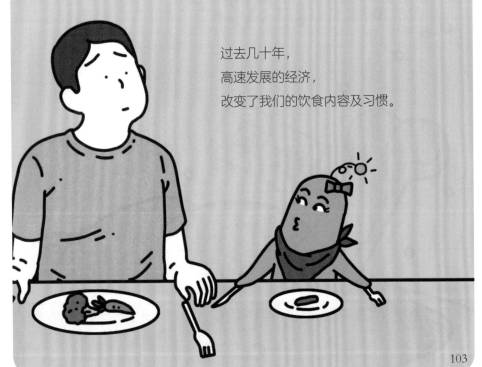

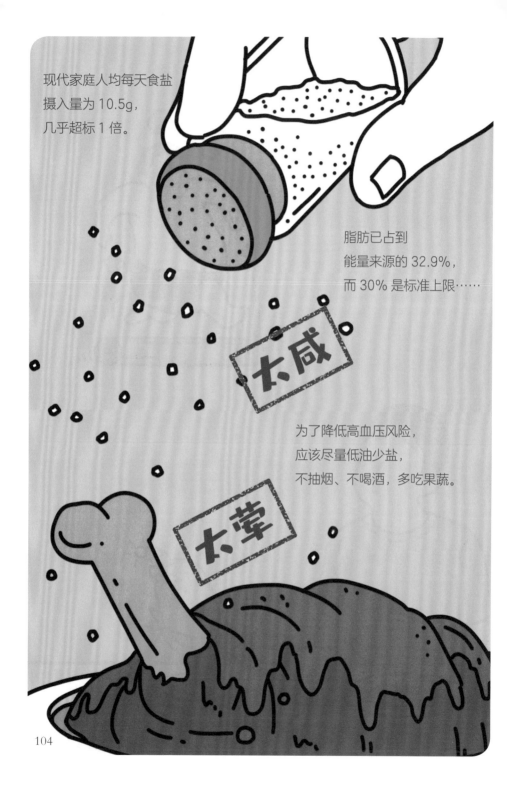

现代家庭人均每天食盐
摄入量为 10.5g，
几乎超标 1 倍。

脂肪已占到
能量来源的 32.9%，
而 30% 是标准上限……

太咸

为了降低高血压风险，
应该尽量低油少盐，
不抽烟、不喝酒，多吃果蔬。

太荤

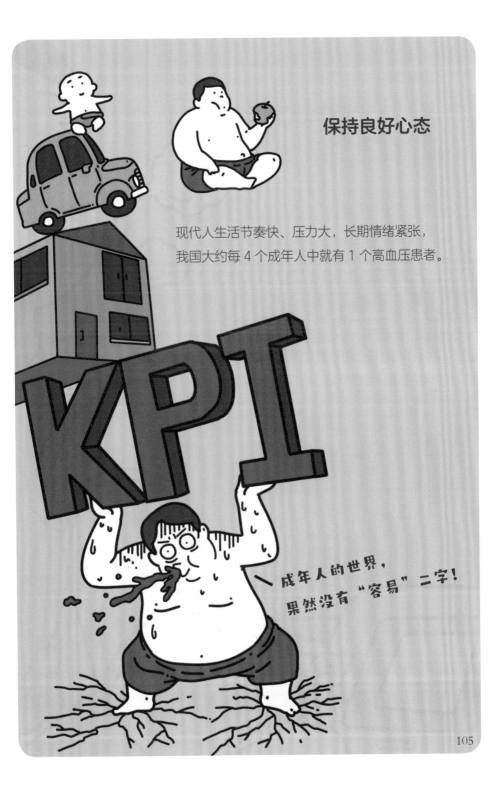

保持良好心态

现代人生活节奏快、压力大，长期情绪紧张，我国大约每 4 个成年人中就有 1 个高血压患者。

成年人的世界，果然没有"容易"二字！

定期检查血压

家中备个血压计，
定期测测血压。

如果努力做到前面几点，
还是不幸地被高血压盯上了，
那么及早发现，
进行药物和生活习惯上的干预，
是可以减轻损害的。

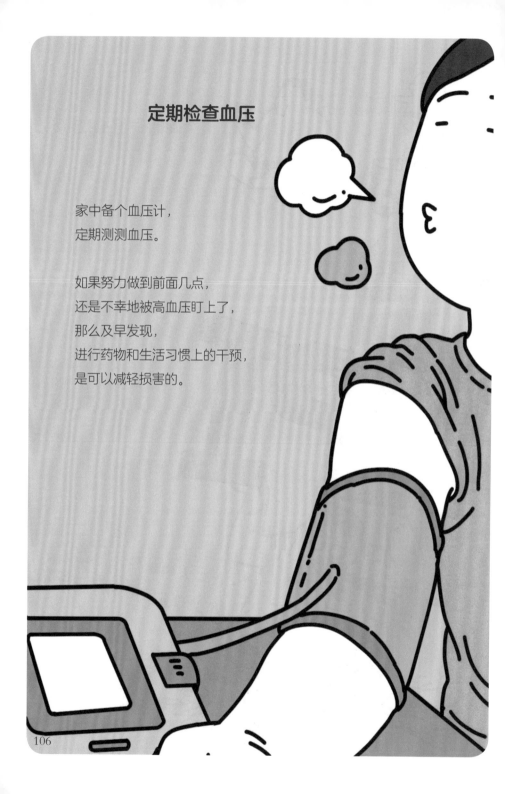

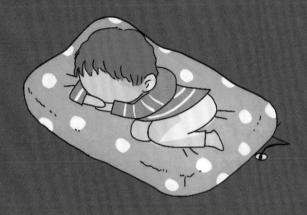

7 失眠成"灾"，为什么补觉反而觉得更累？

医生说

　　睡眠是人类维持体内平衡的重要生理活动。充足而优质的睡眠对我们的身心健康是非常有益的。人体每晚会有 4~6 个从浅睡眠到深睡眠的周期循环。如果睡眠出现紊乱，放松心情，等待睡意再次降临。对睡眠的过分担忧，才是影响睡眠的最大敌人。

——湖南省脑科医院中西医结合抑郁症科　周剑

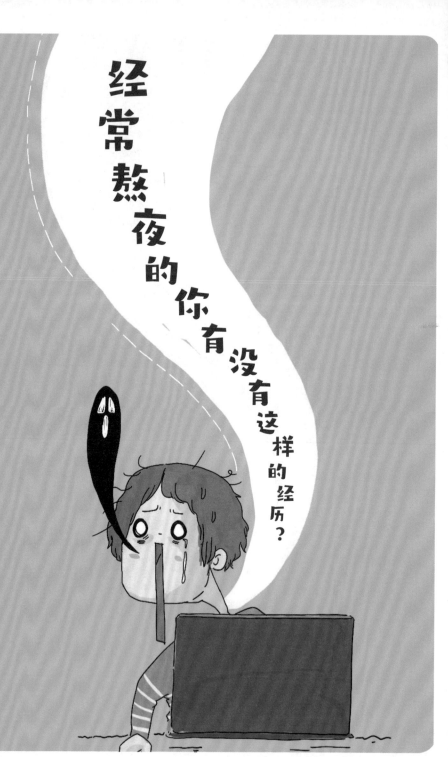

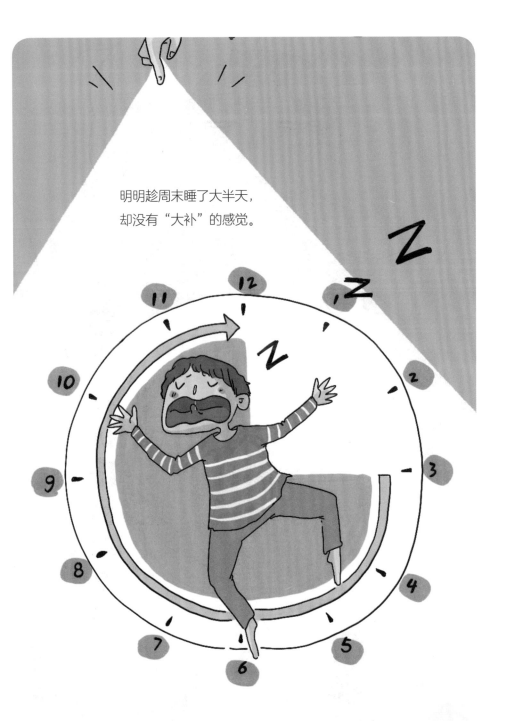

明明趁周末睡了大半天，
却没有"大补"的感觉。

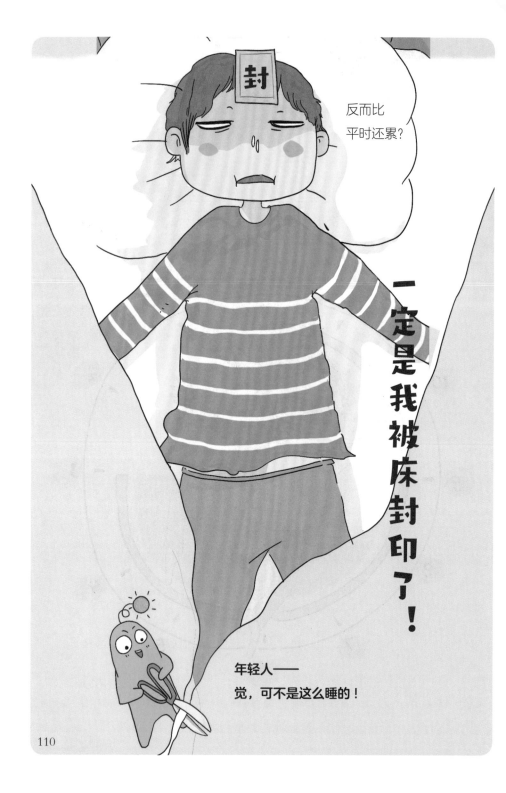

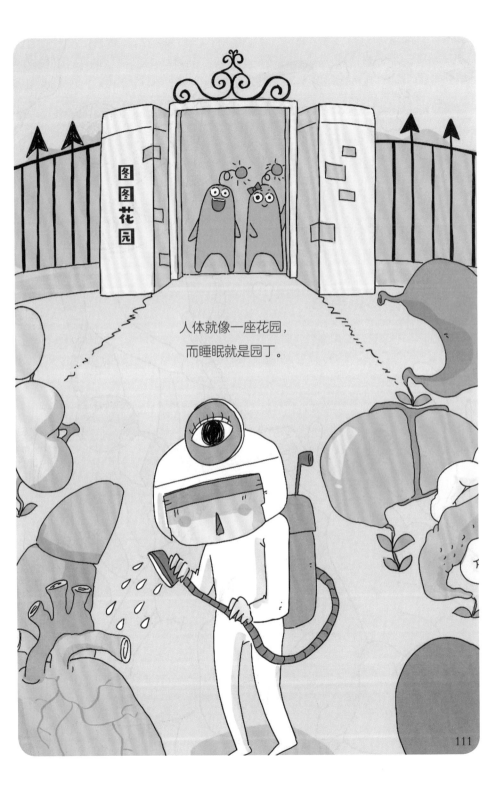

人体就像一座花园,
而睡眠就是园丁。

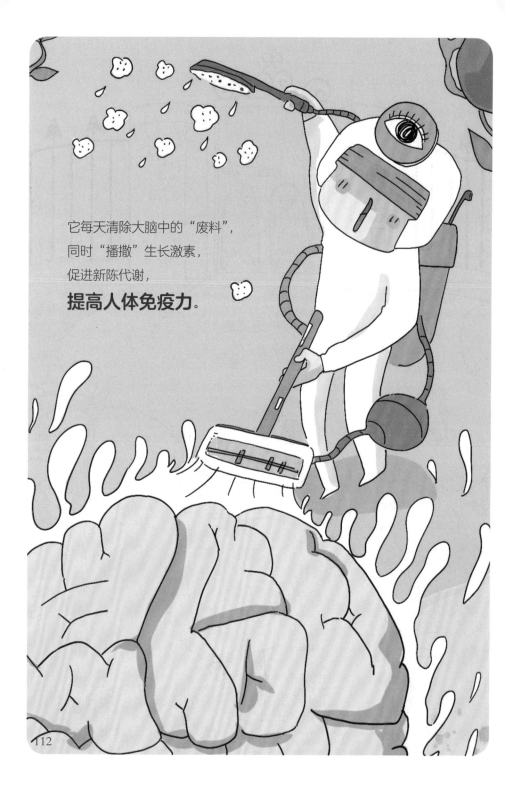

它每天清除大脑中的"废料"，
同时"播撒"生长激素，
促进新陈代谢，
提高人体免疫力。

虽然许多人都是一觉睡到天亮，
但是睡眠并不一定以整晚为周期。

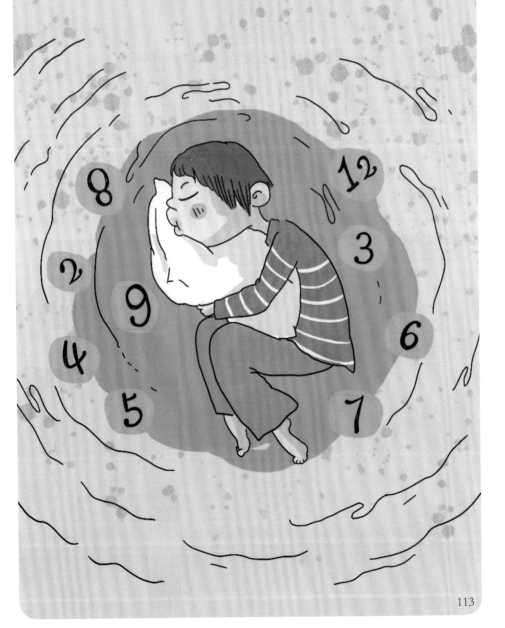

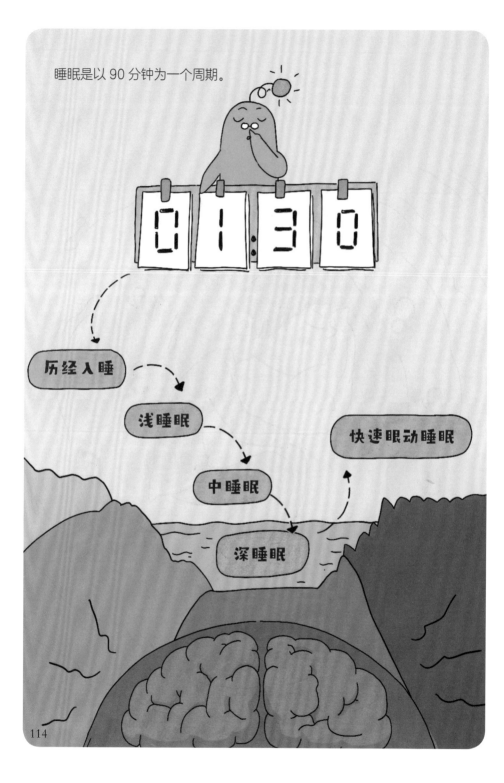

睡眠是以 90 分钟为一个周期。

历经入睡

浅睡眠

中睡眠

深睡眠

快速眼动睡眠

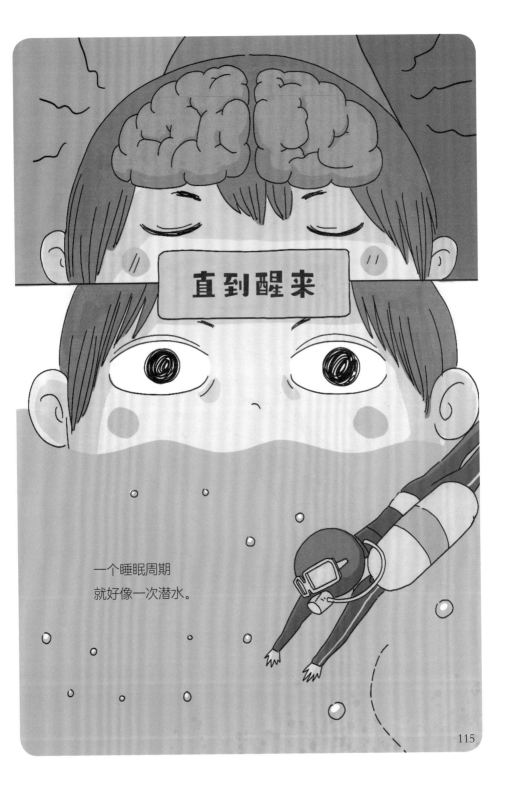

直到醒来

一个睡眠周期
就好像一次潜水。

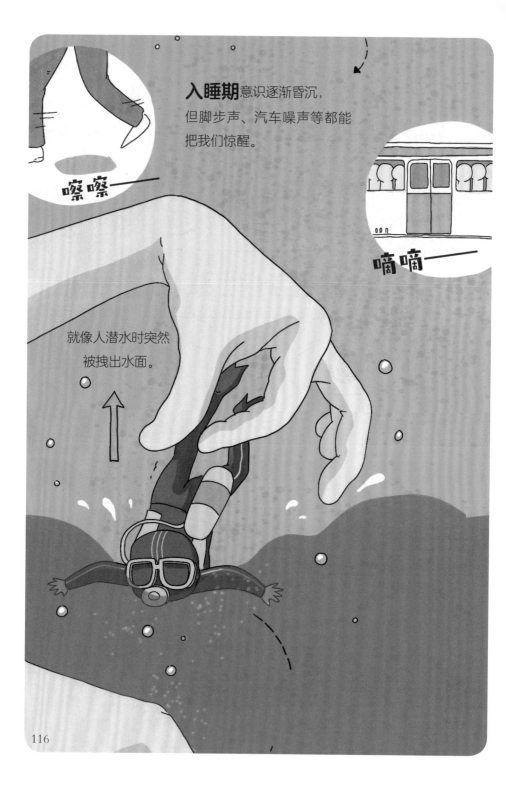

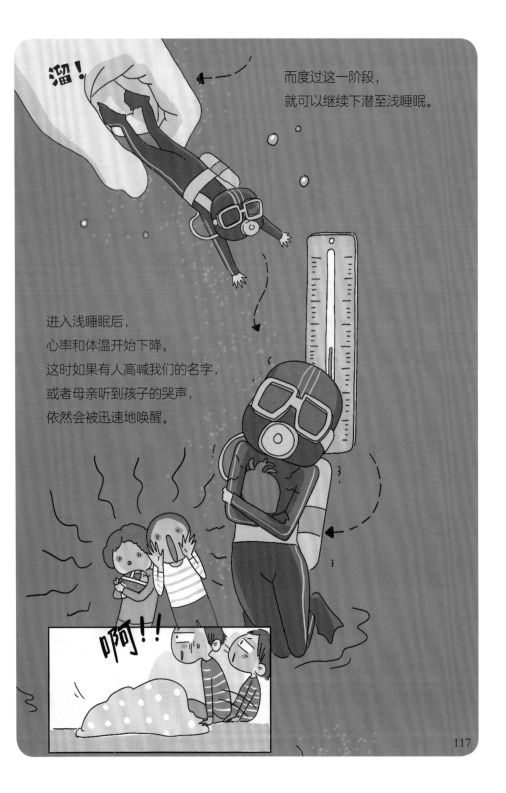

而度过这一阶段，
就可以继续下潜至浅睡眠。

进入浅睡眠后，
心率和体温开始下降。
这时如果有人高喊我们的名字，
或者母亲听到孩子的哭声，
依然会被迅速地唤醒。

溜！

啊！！

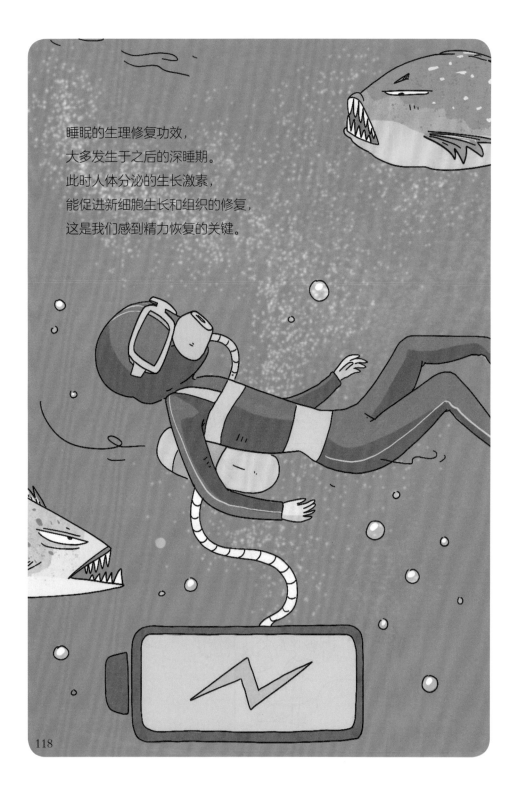

睡眠的生理修复功效,
大多发生于之后的深睡期。
此时人体分泌的生长激素,
能促进新细胞生长和组织的修复,
这是我们感到精力恢复的关键。

最后是**快速眼动睡眠期**，
大多数梦境发生于此。
这个阶段也被认为
有益于开发创造力。

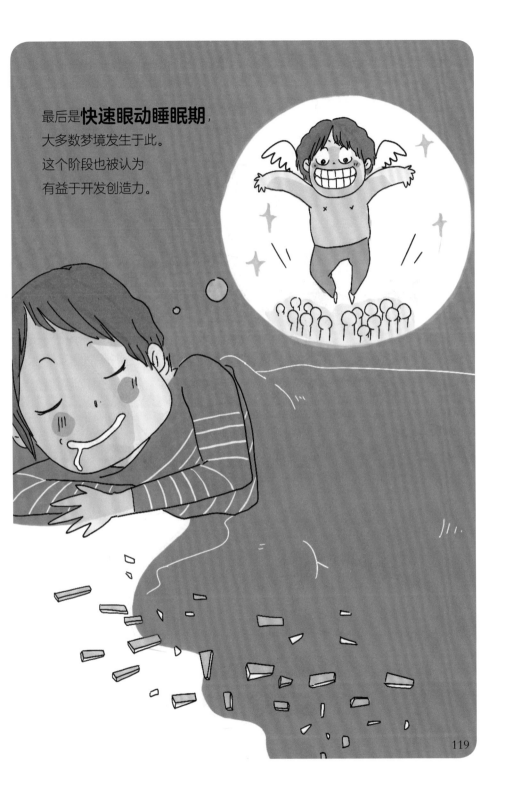

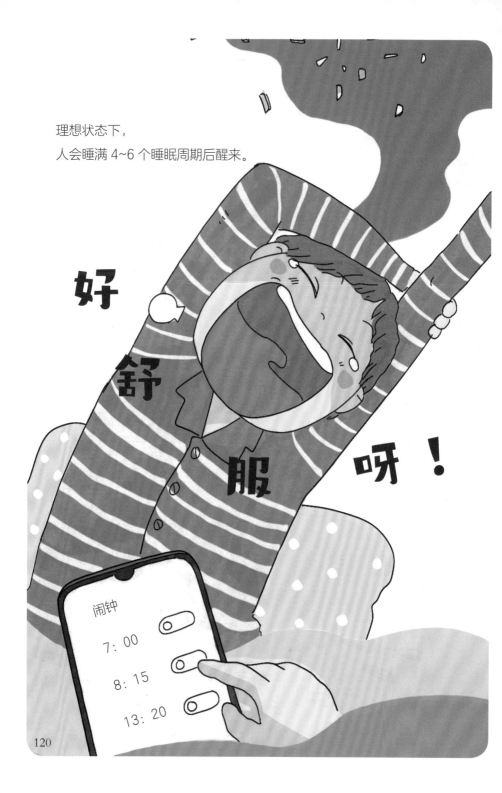

理想状态下，
人会睡满 4~6 个睡眠周期后醒来。

好舒服呀！

闹钟
7:00
8:15
13:20

所以，根据起床时间，我们就可以科学设定睡眠时间。

比如你 9：00 点上班，需要 7：30 起床，

那么往前推 5 个周期，也就是 7.5 小时。

你需要在 00：00 上床睡觉。

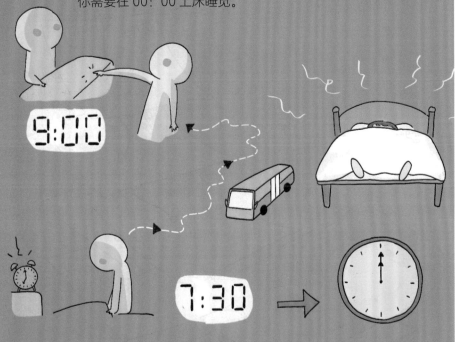

然而加班、应酬……

总是不期而遇，

不是谁都有睡眠自由的。

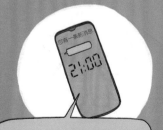

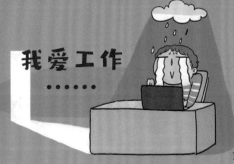

好在偶尔失眠也能弥补。

根据睡眠周期理论提出的
R90 睡眠法认为，
睡眠修复以一周为单位，
每周需要获得 28~42 个完整的睡眠周期。

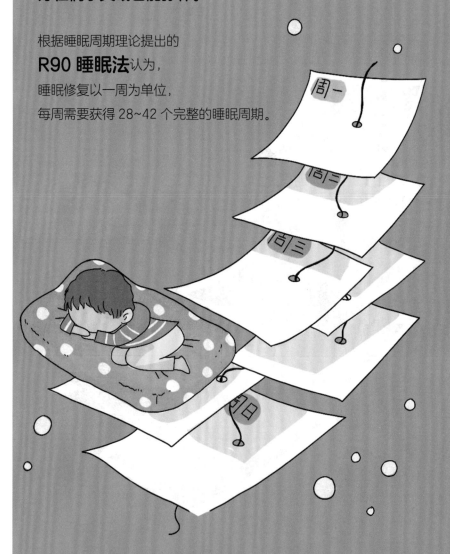

小贴士：
平均每天 4~6 个睡眠周期，
所以一个夜晚没睡好并没有太大影响。

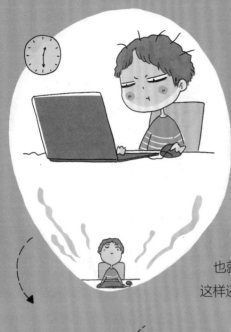

如果某天没能按时睡觉，
千万别着急强迫自己入睡。

你可以舒缓下状态，
推迟到下个睡眠周期，
也就是 90 分钟后的 1：30 睡觉，
这样还能保证 4 个高质量的睡眠周期。

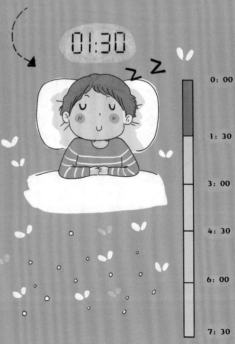

01:30

| 0：00 |
| 1：30 |
| 3：00 |
| 4：30 |
| 6：00 |
| 7：30 |

123

剩下的周期我们可以利用
午睡或傍晚小睡补回来。

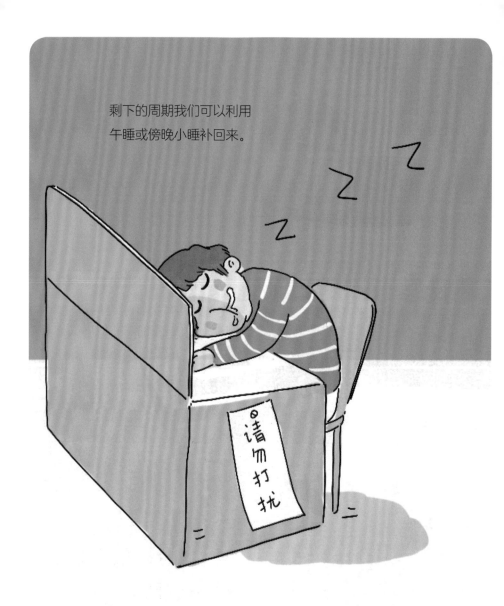

小贴士：
人体会根据日出日落时间自然形成昼夜节律，
睡眠的"质"比睡眠的"量"要重要，
临时的大补觉违背了昼夜节律，很难达到预期睡眠效果。

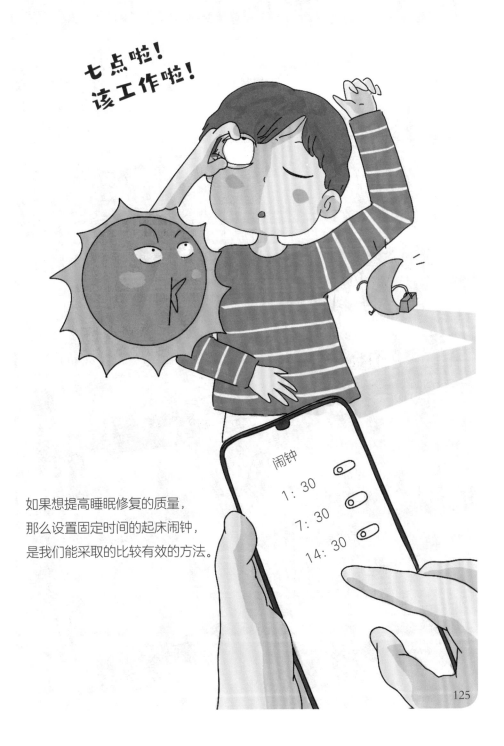

如果想提高睡眠修复的质量，
那么设置固定时间的起床闹钟，
是我们能采取的比较有效的方法。

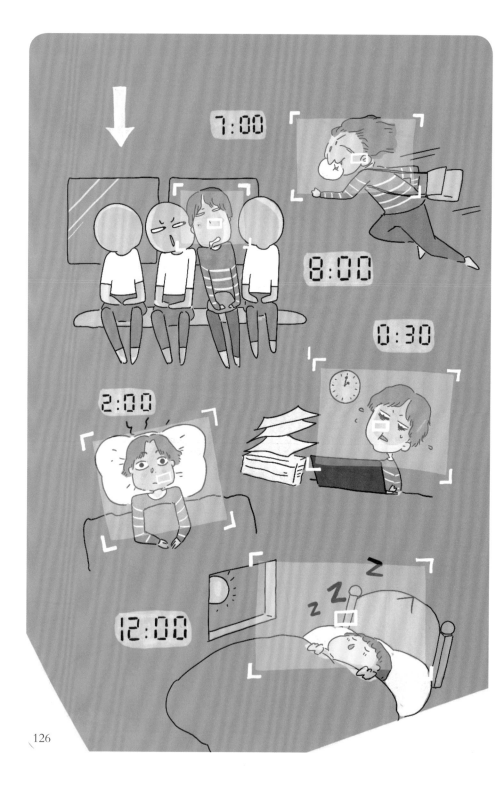

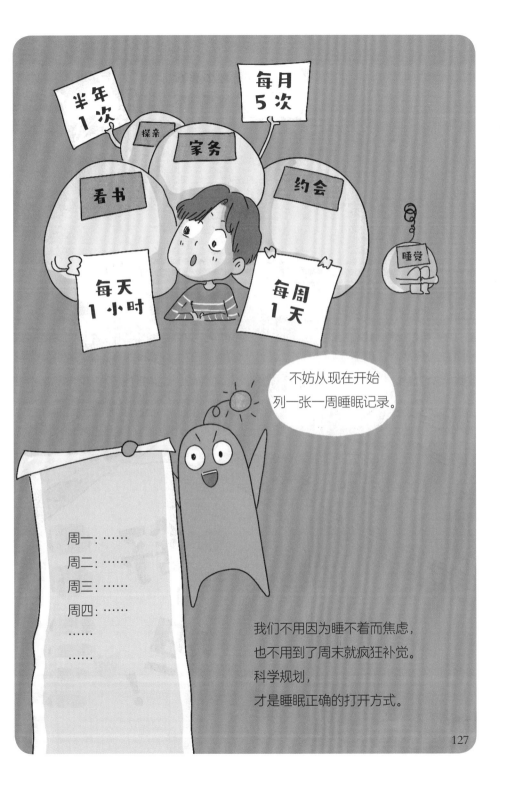

不妨从现在开始
列一张一周睡眠记录。

周一：……
周二：……
周三：……
周四：……
……
……

我们不用因为睡不着而焦虑，
也不用到了周末就疯狂补觉。
科学规划，
才是睡眠正确的打开方式。

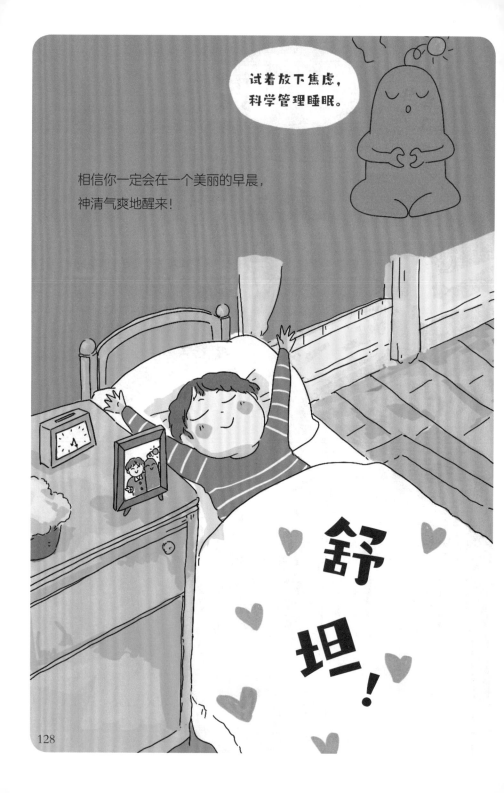

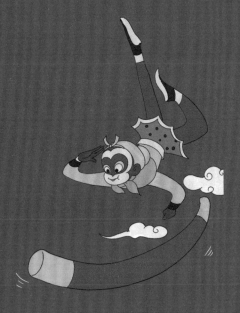

8 耳朵里的"定海神针"，你定住了吗？

医生说

耳朵是我们与外界连接的重要纽带，为防止和延缓听力减退，在生活中要注意以下几点：避免长期接触噪声；避免应用耳毒性药物；避免长时间带耳机；避免接触脏水导致局部感染；避免情绪激动，保持乐观心态和健康规律的生活作息。

——重庆市中医院耳鼻喉科　周昕

看过《西游记》的人都知道，
齐天大圣孙悟空有一样称手的兵器。

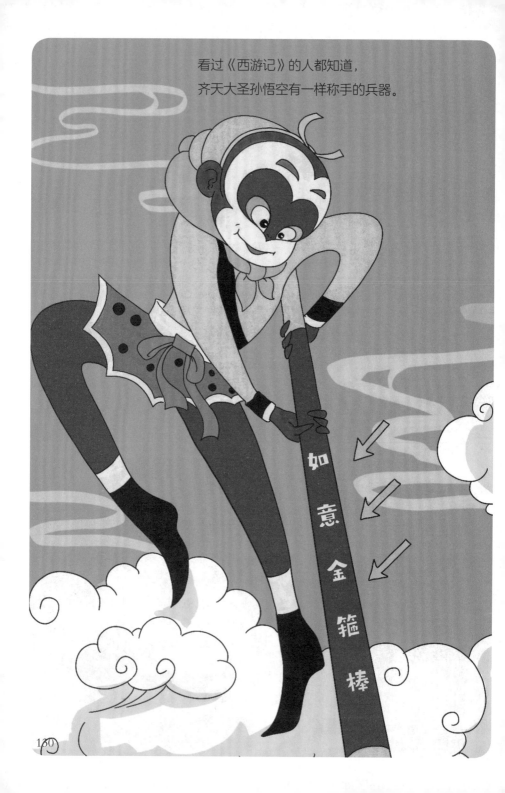

如意金箍棒

它本是龙宫里的定海神针，
平时威力无比，
不用时则化为绣花针，
藏在耳朵里。

定海神针

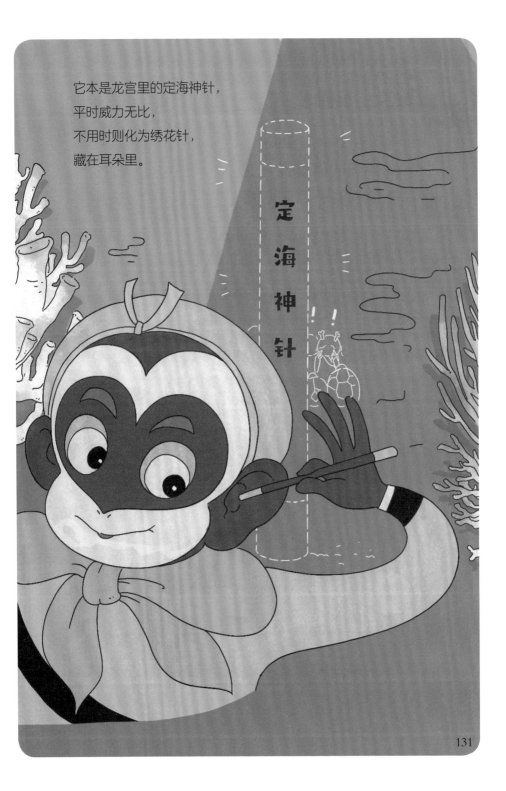

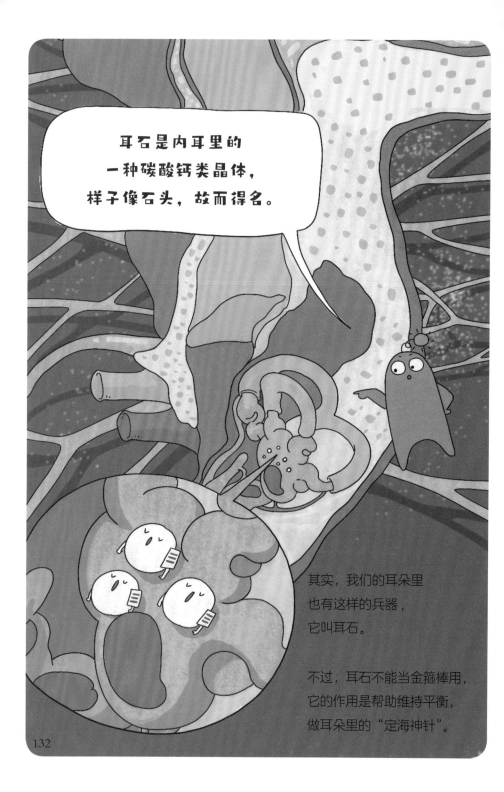

耳石是内耳里的
一种碳酸钙类晶体，
样子像石头，故而得名。

其实，我们的耳朵里
也有这样的兵器，
它叫耳石。

不过，耳石不能当金箍棒用，
它的作用是帮助维持平衡，
做耳朵里的"定海神针"。

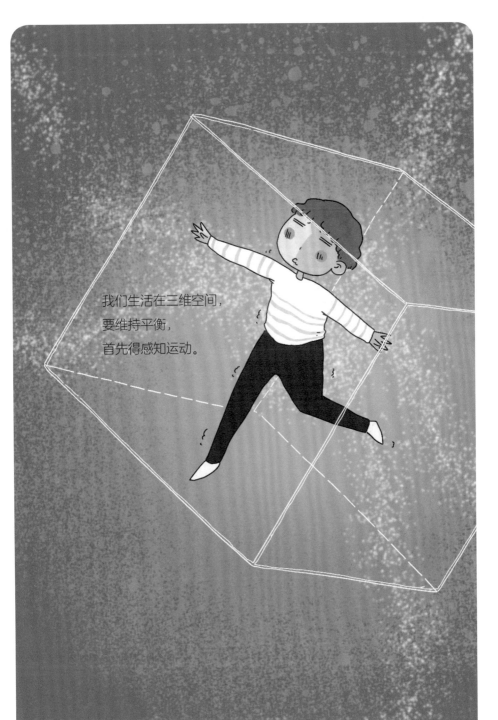

我们生活在三维空间，
要维持平衡，
首先得感知运动。

内耳的前庭系统有 3 个相互垂直的骨半规管，
用来感受空间维度的运动。
正常情况下，耳石附着在前庭系统里的耳石器官上。

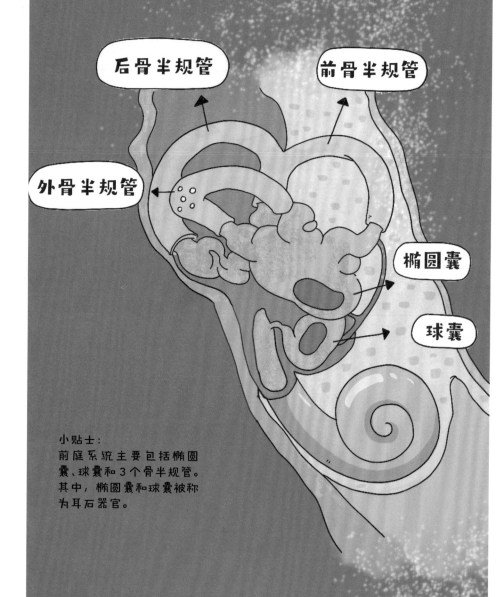

后骨半规管

前骨半规管

外骨半规管

椭圆囊

球囊

小贴士：
前庭系统主要包括椭圆
囊、球囊和 3 个骨半规管。
其中，椭圆囊和球囊被称
为耳石器官。

当头部运动时，
耳石器官会给 3 个骨半规管发送信号，
使人感受到三维运动从而保持平衡。

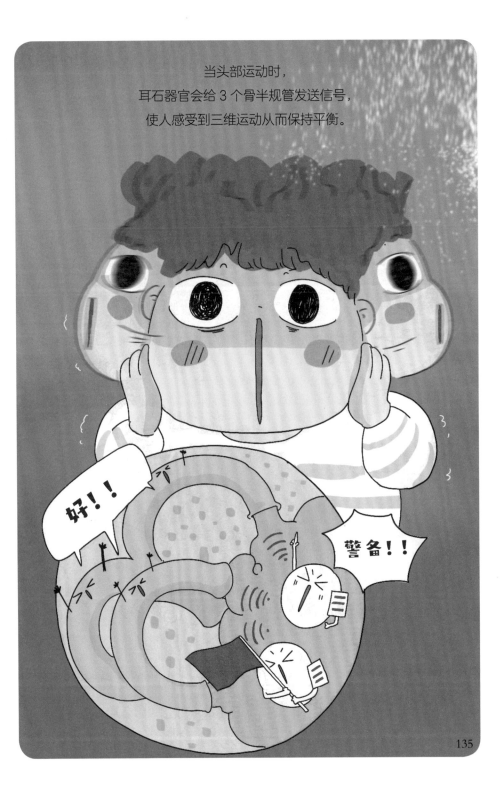

135

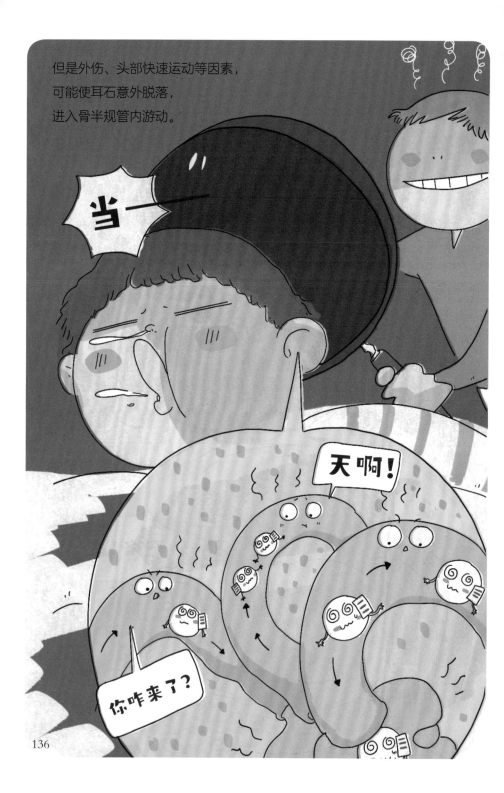

这时骨半规管受到错误的刺激，
人体就会产生天旋地转、恶心呕吐的症状。

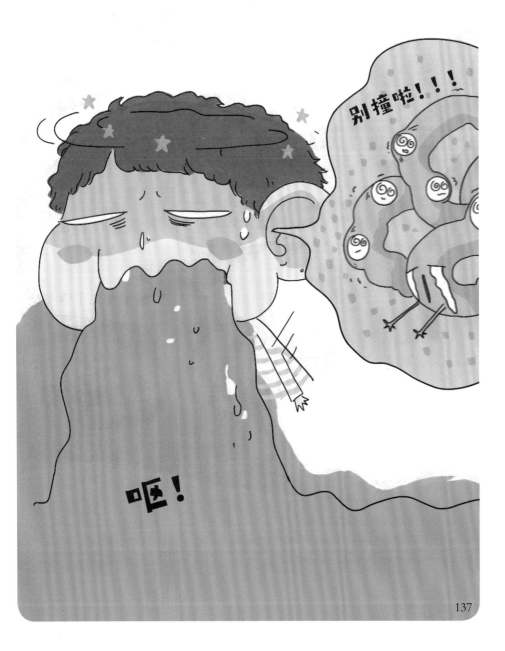

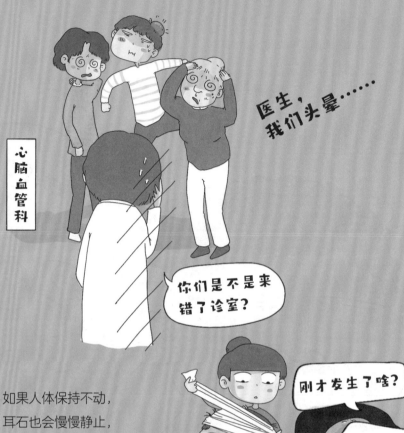

心脑血管科

医生，我们头晕……

你们是不是来错了诊室？

如果人体保持不动，耳石也会慢慢静止，这时症状会随之缓解。

刚才发生了啥？

好像结束了！

先躺一会儿吧！

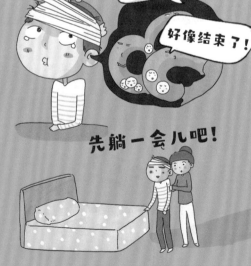

小贴士：
颈椎病或心脑血管疾病患者也可能有眩晕的症状，很多人容易误解病因。因此，有眩晕症状的患者应尽早检查确认症状来源。

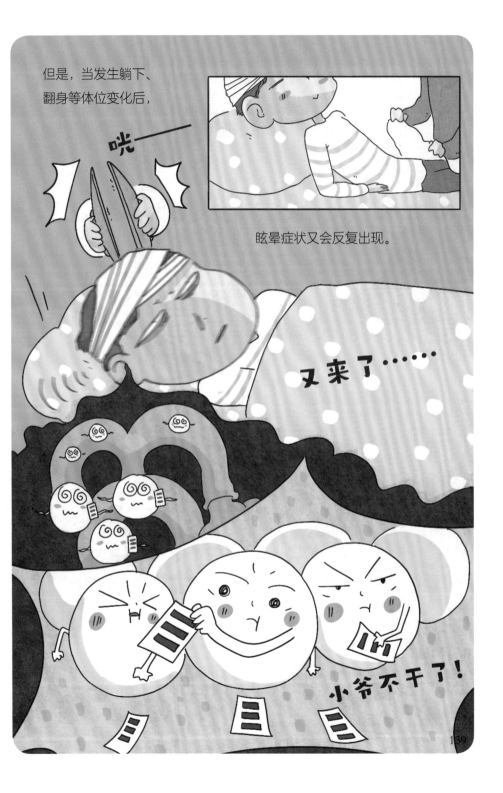

但是，当发生躺下、翻身等体位变化后，

眩晕症状又会反复出现。

139

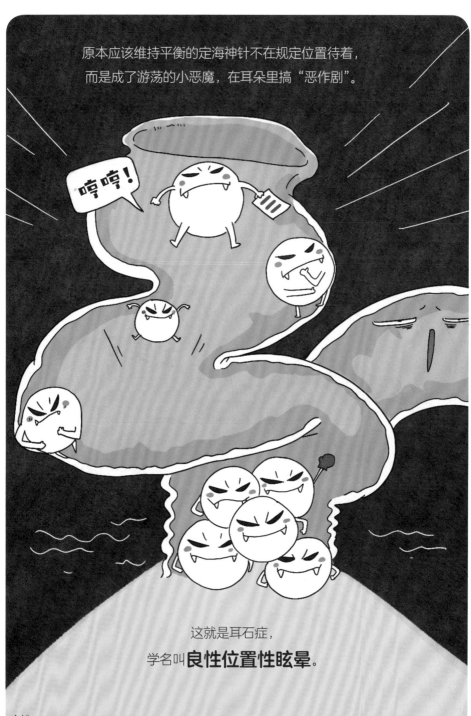

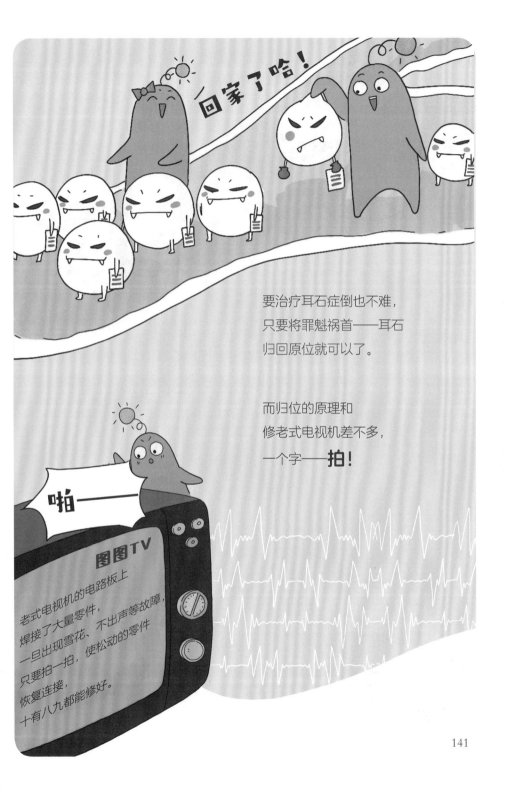

回家了哈！

要治疗耳石症倒也不难，只要将罪魁祸首——耳石归回原位就可以了。

而归位的原理和修老式电视机差不多，一个字——**拍**！

啪——

图图TV

老式电视机的电路板上焊接了大量零件，一旦出现雪花、不出声等故障，只要拍一拍，使松动的零件恢复连接，十有八九都能修好。

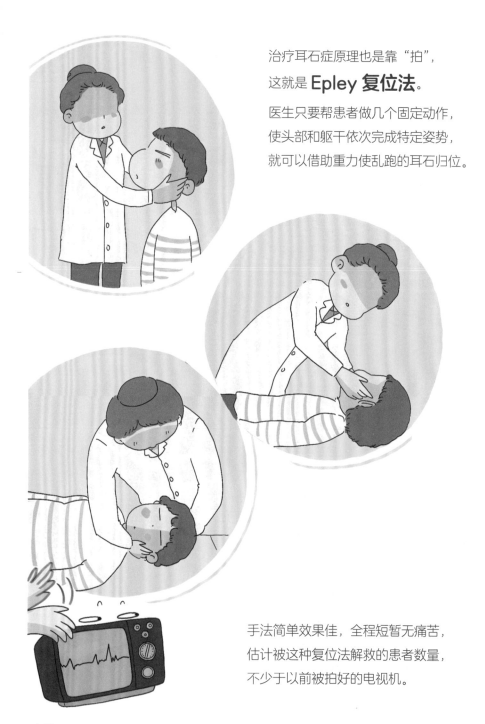

治疗耳石症原理也是靠"拍"，

这就是 **Epley 复位法**。

医生只要帮患者做几个固定动作，
使头部和躯干依次完成特定姿势，
就可以借助重力使乱跑的耳石归位。

手法简单效果佳，全程短暂无痛苦，
估计被这种复位法解救的患者数量，
不少于以前被拍好的电视机。

值得一提的是这项神奇疗法的发明人艾普利（Epley），
在提出这个方法时没少受同行的嘲讽，
甚至还被人起诉。

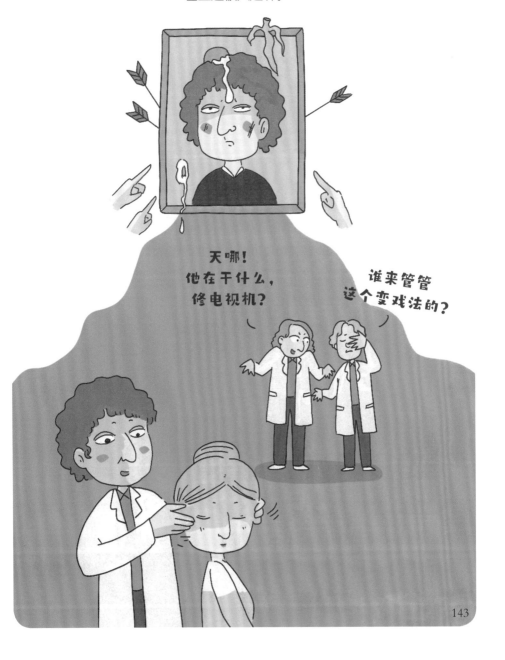

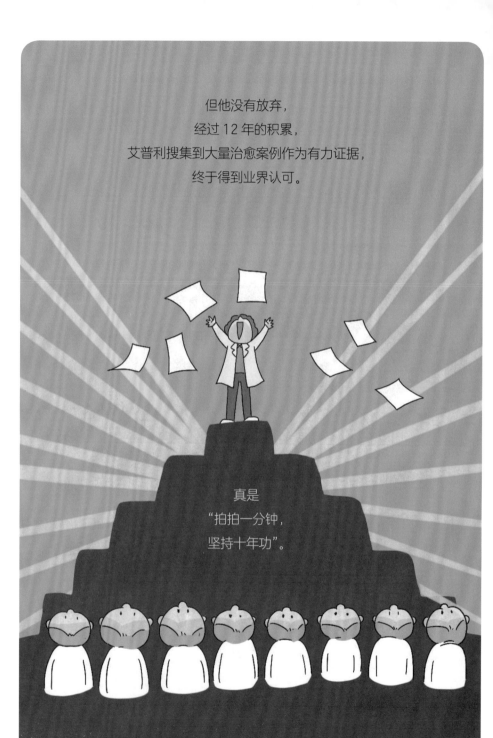

不过即使治好，耳石症也较容易**复发**。

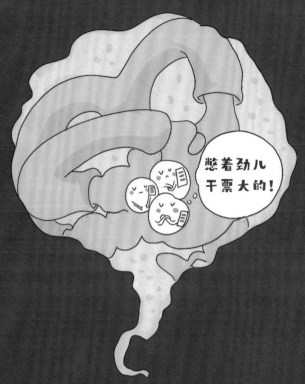

患者治愈后，还应避免着急、上火、剧烈运动，
尽量保持心情平静、运动适度。

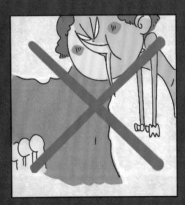 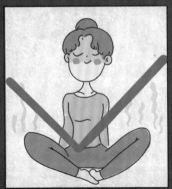

换言之，
少做"悟空"，
多当"唐僧"。

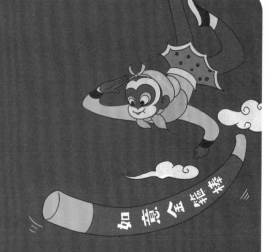

定海神针嘛，
还是让它定着的好！

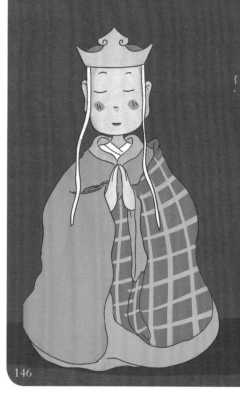

定海神针

9 心脏如此重要，
你知道怎么保护它吗？

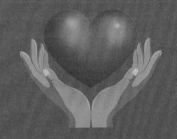

医生说

　　心脏是我们体内使生命得以维持的发动机，需要精心养护，才能不出故障。保护心脏，首先需要充足睡眠、合理作息，熬夜是心脏的大敌；其次要减少吸烟喝酒，实行低盐低脂饮食；最后，保持心情愉悦，适量运动。

——航天中心医院心内科　高炬

你在为事业奋斗而呕心沥血时，
它在工作。
你在为公司即将上市而心潮澎湃时，
它在工作。
你在旅游途中面对美景而心旷神怡时，
它依然在工作。
你在因邂逅小哥哥或小姐姐而怦然心动时，
它还是在工作。
......

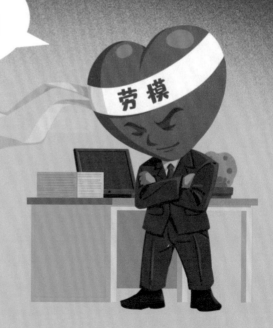

无疑是
劳模本模了！

它就是 24 小时为你效力的**心脏**!

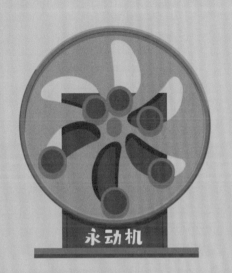

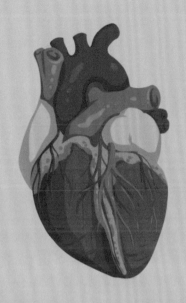

可你，真的了解它吗?

让我给你
比个 ♥ 。

它的外形像个桃子，

以人体中线为界，

左侧心脏面积与右侧的比例为 2：1。

149

心脏内部有着精巧的结构:

2个心室+2个心房+心肌+瓣膜+血管。

有人形象地把它比喻成两室两厅,

有墙、有门、有水管、有电路。

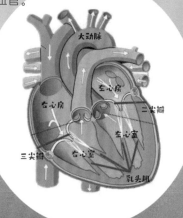

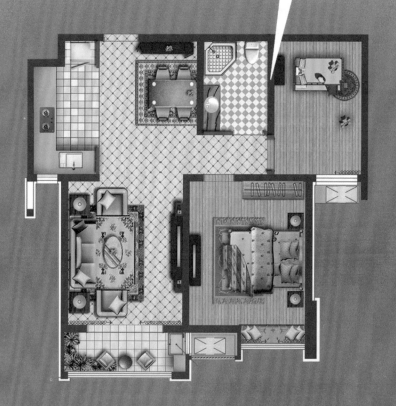

一颗成年人的 ♥	
大小	自己的拳头大小
重量	300 g
每次压缩出的血液量	为比自己重几百倍的主人输送血液，心脏每次压缩出的血液量 ≈ 70 mL（半杯咖啡）

心脏输送血液的速度惊人，
在 1 分钟内能使人体的血液循环一遍。
心脏一生泵血所做的功相当于将 30 吨重的
物体举到喜马拉雅山山顶，
堪称泵里的战斗泵。

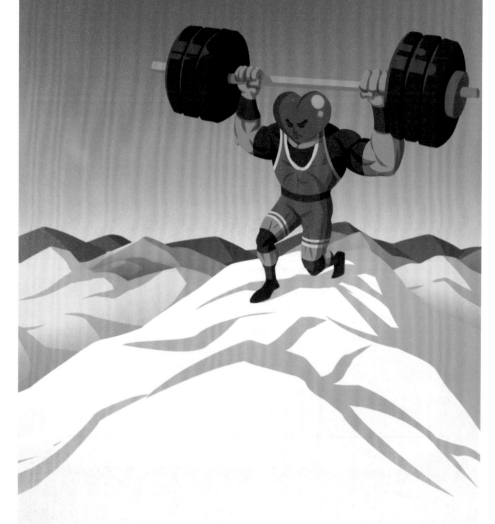

心脏在收缩与舒张中形成了**心跳**。

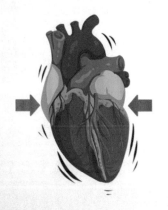 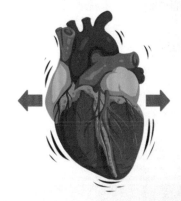

1 分钟跳动 60~100 次，
1 天跳动大约 100 000 次。

舒张时心脏就得到了
短暂的休息。

我……我已经
100 岁了。

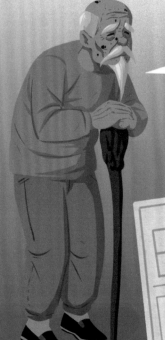

假如能活到 100 多岁，
一生能跳动 **40 亿**次。

病假证明单

单位	姓名	性别	年龄	诊断	时间

即使是超级劳模，
也有状态不好的时候。
它可能会请病假，
甚至罢工。

单位：   性别：   在我呢   科
姓名：
诊断：   陈天   日期：
诊将意见

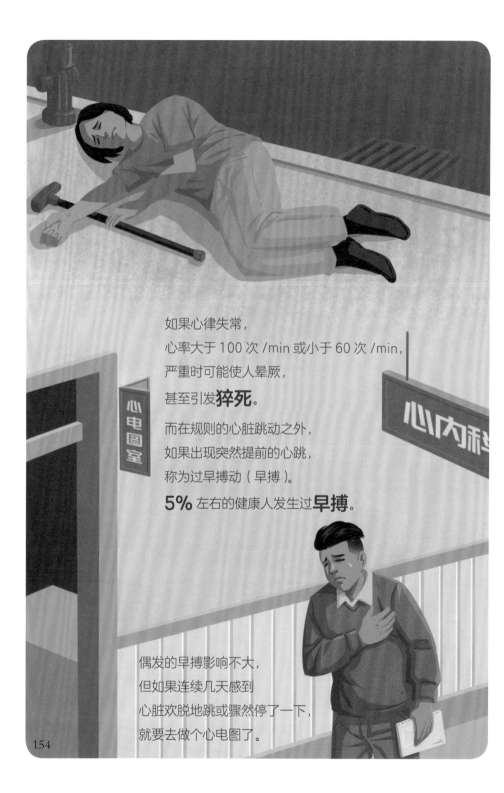

如果心律失常，
心率大于 100 次 /min 或小于 60 次 /min，
严重时可能使人晕厥，
甚至引发**猝死**。

而在规则的心脏跳动之外，
如果出现突然提前的心跳，
称为过早搏动（早搏）。

5% 左右的健康人发生过**早搏**。

偶发的早搏影响不大，
但如果连续几天感到
心脏欢脱地跳或骤然停了一下，
就要去做个心电图了。

心电图室

心内科

心脏请病假的原因还可能是：
心绞痛、心力衰竭、
心肌病……

心肌梗死是一种危重的心脏病，
就算患者被及时送到了医院。
也会有 **10%~30%** 的死亡率。

快！

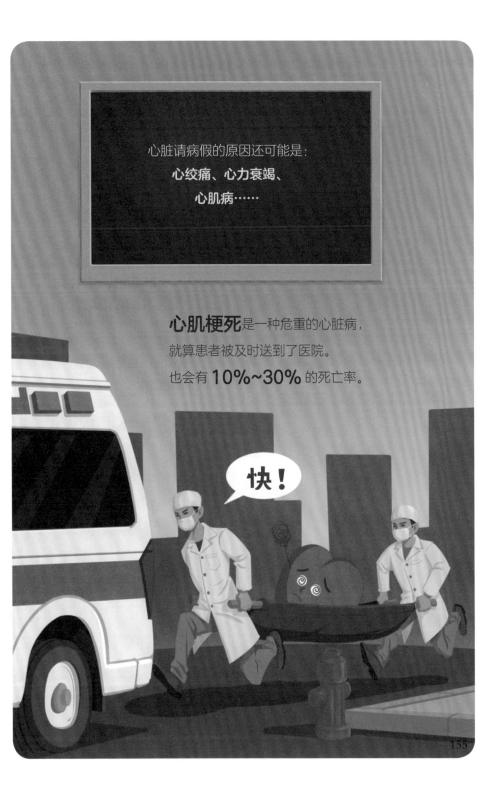

如果不重视心脏疾病，心脏可能会走向罢工。
它承担着供血重任，是不可替代的重要员工。
它的罢工将对身体产生毁灭性打击。

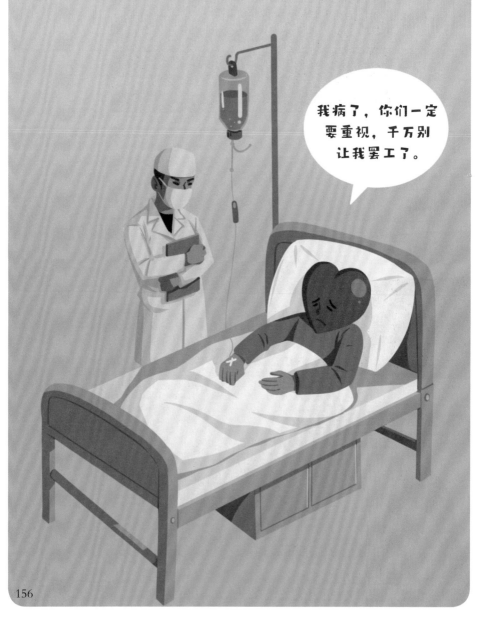

脑内血液循环停止 **3~10 秒**，
人就会丧失意识。

停止 **5~7 分钟**，
大脑皮质就会出现不可逆的损伤。

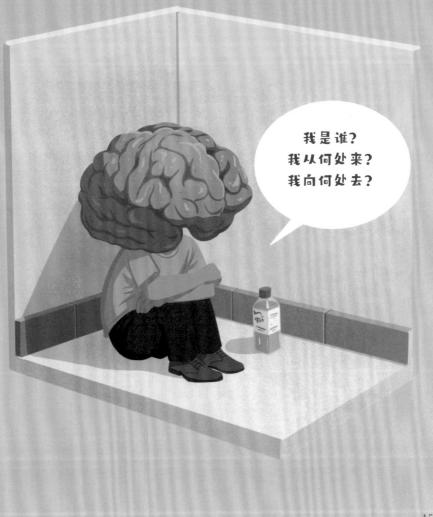

心血管疾病是全球非传染性疾病死因 NO.1。

在我国平均每 5 个人里，
就有 1 人患有心血管疾病。

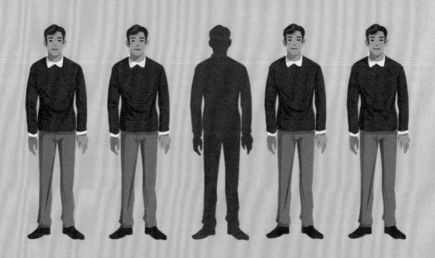

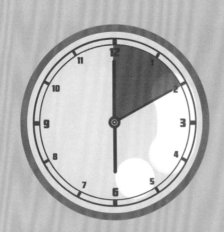

这些患者中，
平均每 10 秒就有 1 人死亡。

心脏如此重要：
你，知道怎么保护它吗？

心脏是自律的"好员工"。
与其他员工不同，
它不太需要额外的激励，
受到兴奋刺激时甚至会起反作用，
它需要良好的工作环境和稳定的工作状态。

做一个安静的
美男子！

心脏疾病的病因很复杂，主要包括 3 个方面的因素。

心脏病	社会因素	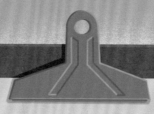	快节奏生活、高压工作等
	环境因素	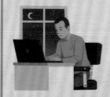	水污染、土地污染等
	行为因素	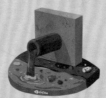	饮食不善、运动不足、吸烟等

我们可以通过改善生活方式来守护我们的心脏，
在日常中严格遵守"简单生活 7 要素"：

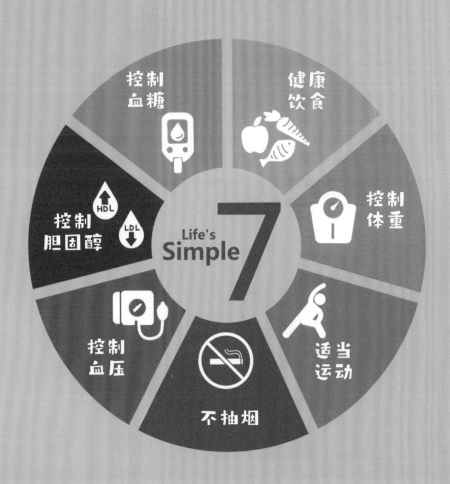

在技能上，
要学习心肺复苏术、心脏除颤术，
如果心脏突然不舒服，
及时拨打120，与时间赛跑。

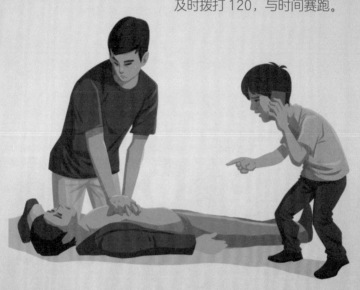

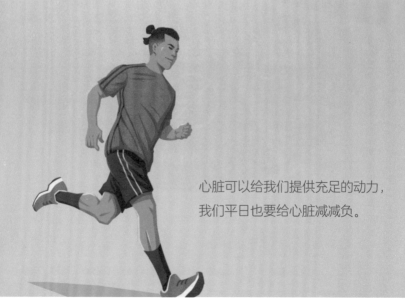

心脏可以给我们提供充足的动力，
我们平日也要给心脏减减负。

10 你是不开心，还是抑郁症呢？

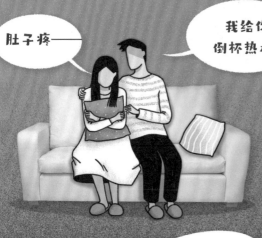

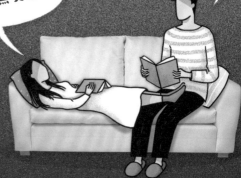

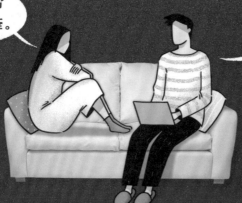

"内向"

"沉闷"

"矫情"

"懒"

抑郁症,
是一种不被理解的疾病。
经常被误解为:

"没病找病"

"不开心"

"自卑"

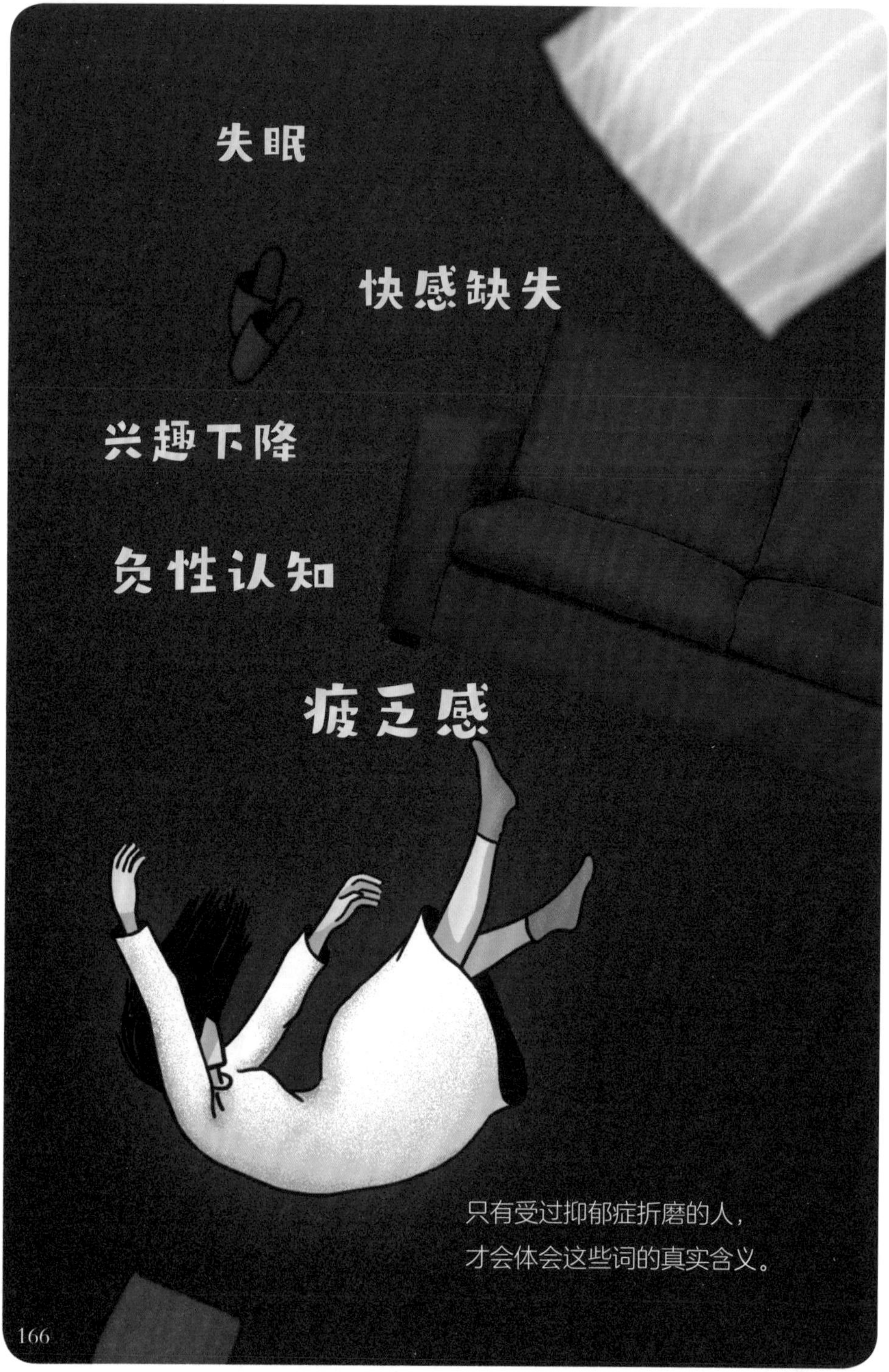

失眠

快感缺失

兴趣下降

负性认知

疲乏感

只有受过抑郁症折磨的人，
才会体会这些词的真实含义。

焦虑　　　　　情绪低落

躯体不适

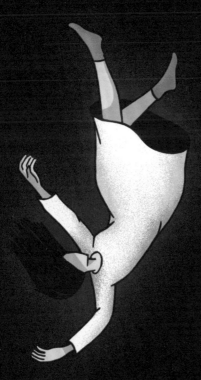

大脑迟钝

自责感

……

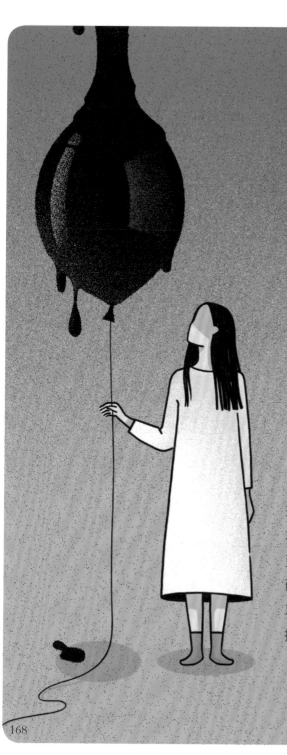

抑郁症是一种**病**。
不是意志不坚强，
更不是矫情，
而是跟感冒一样普通的病，
只是作用部位不同，
抑郁症专欺负**大脑**。

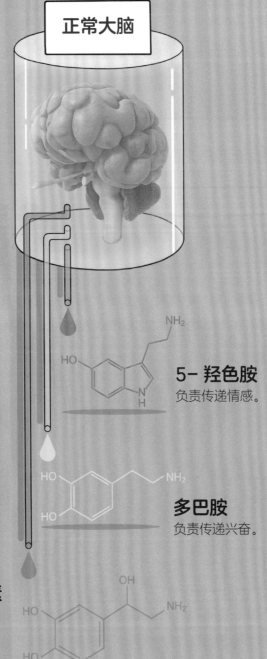

正常大脑

人类感受情绪靠的是
化学递质
在大脑内的传递。

5- 羟色胺
负责传递情感。

多巴胺
负责传递兴奋。

去甲肾上腺素
负责让人活跃。

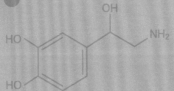

但抑郁症患者脑神经递质分泌紊乱，
失去了感受快乐的能力，
也没法感知和回应积极情绪，
严重者大脑结构可能会改变。

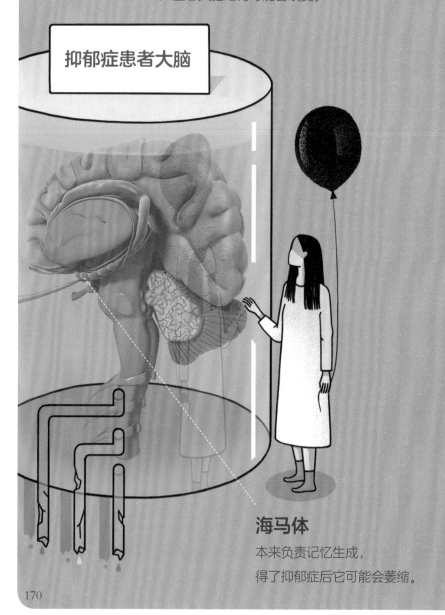

抑郁症患者大脑

海马体
本来负责记忆生成，
得了抑郁症后它可能会萎缩。

功能性磁共振成像（fMRI）的研究显示:
抑郁的大脑和健康的大脑在面对同样的刺激时活跃度是不同的。

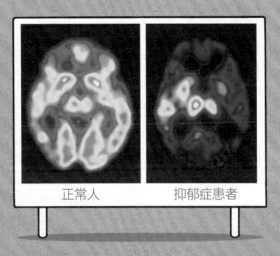

正常人　　　　　　抑郁症患者

有些患者的**大脑白质**被破坏,
神经通路受损会引起各种不适。

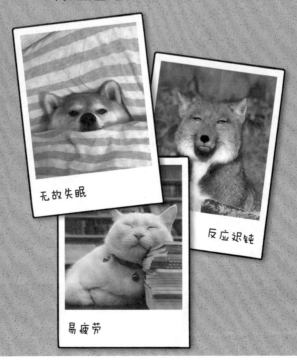

无故失眠

反应迟钝

易疲劳

171

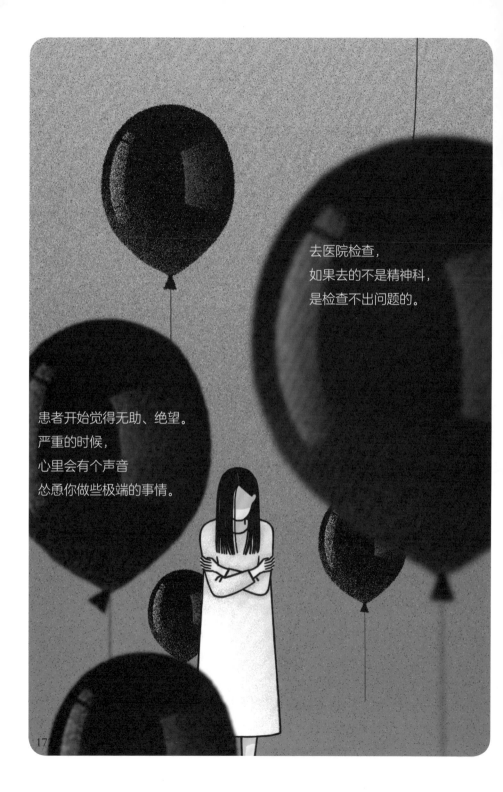

去医院检查，
如果去的不是精神科，
是检查不出问题的。

患者开始觉得无助、绝望。
严重的时候，
心里会有个声音
怂恿你做些极端的事情。

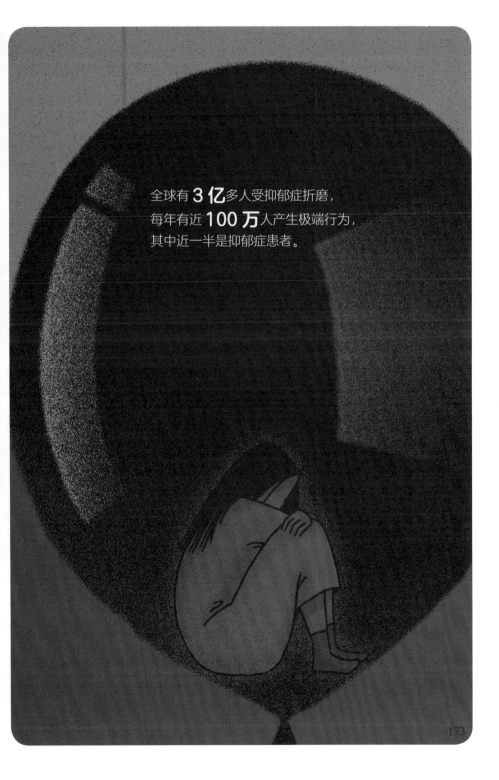

全球有 **3 亿** 多人受抑郁症折磨，
每年有近 **100 万** 人产生极端行为，
其中近一半是抑郁症患者。

抑郁症的病因还未完全破解，

遗传、生理、心理、社会环境……

这些因素都有可能与抑郁症有关。

甚至光照和季节交替也会有影响。

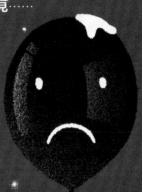

冬季昼短夜长，

是抑郁症的发病高峰。

在极昼极夜的北欧，

尽管福利完善、吃穿不愁，

却是抑郁症的重灾区。

关于抑郁症，女性的发病率是男性的两倍，

因为女性内分泌变化大，

在经期、产后、更年期时都易患上抑郁症。

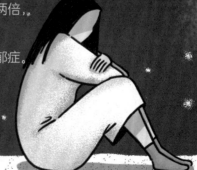

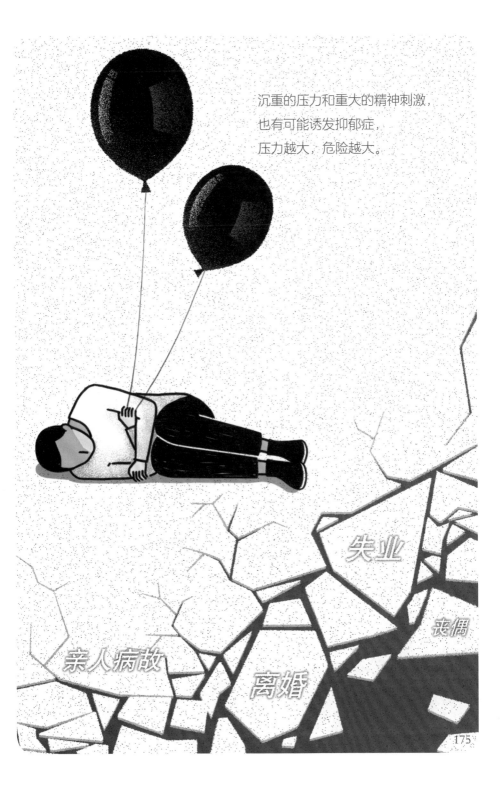

沉重的压力和重大的精神刺激，
也有可能诱发抑郁症，
压力越大，危险越大。

失业

丧偶

亲人病故

离婚

可以确定的是

抑郁症能够治疗！

抑郁症能够治疗！

抑郁症能够治疗！

人体**激素**的分泌受多种因素影响，
所以治疗也有多种手段。

药物治疗

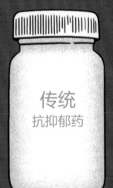

丙米嗪

阿米替林

马普替林

传统
抗抑郁药

多塞平

氯米帕明

吗氯贝胺

······

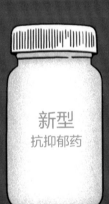

氟西汀

舍曲林

艾司西酞普兰

氟伏沙明

西酞普兰

帕罗西汀

新型
抗抑郁药

文拉法辛

度洛西汀

米氮平

安非他酮

曲唑酮

阿戈美拉汀

······

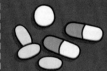

抗抑郁药**不会上瘾**，
但需要注意的是，
要在**精神科医生**的指导下服用。
医生也会根据病情
配合使用一些抗焦虑、抗精神病的
药物或情绪稳定剂。

心理治疗

如果怀疑自己有抑郁症，
一定要寻求专业人士的帮助。
与家人、朋友多交流，
千万不要自己闷着。

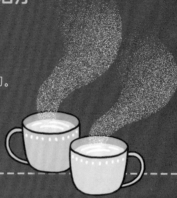

物理治疗

对于自杀倾向严重的患者还可以进行电抽搐治疗。
虽然有头疼和记忆障碍的副作用，
但却是可逆的。

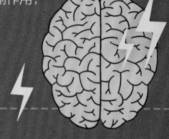

抑郁症患者还需要注意健康饮食，
避免饮用酒、浓茶、含咖啡因的饮料，
以免影响睡眠。

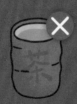
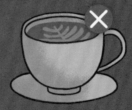
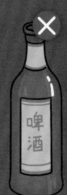

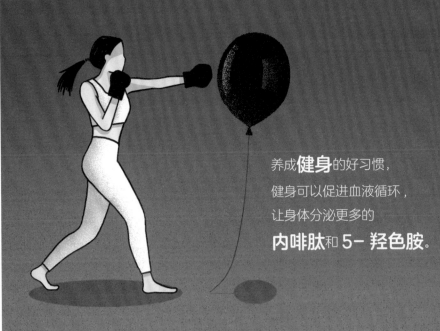

养成**健身**的好习惯，
健身可以促进血液循环，
让身体分泌更多的
内啡肽和 5- **羟色胺**。

多多**阅读、听音乐、晒太阳**……
对抗抑郁大有好处。
但抑郁症容易复发，
除了积极配合治疗，
更需要坚强的毅力。
要学会与它共处，
并且勇敢面对。

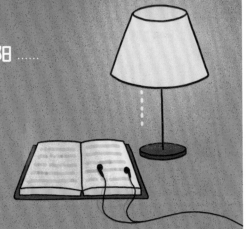

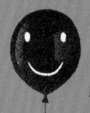

所以，抑郁症不可怕，
也并不是战胜不了。
及时察觉、尽早就医、调节心态，
就会慢慢控制那只"黑气球"
……

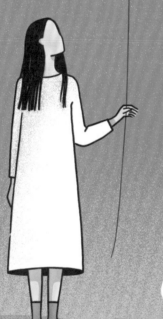

放狗过来吧！

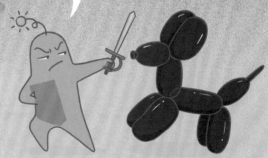

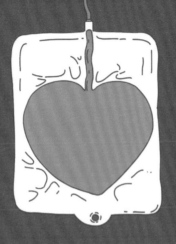

11 血液发暗是有毒素和垃圾吗？

医生说

　　血液是生命之河。保护血液，首先要注意饮食健康，保护胃肠，促进食物的消化吸收；其次要避免接触某些影响血液功能、可导致血液疾病的化学物质（如砷化物、硝基苯等）或大剂量放射性物质；最后，要保持积极乐观的心态。

——深圳儿童医院血液肿瘤科　刘四喜

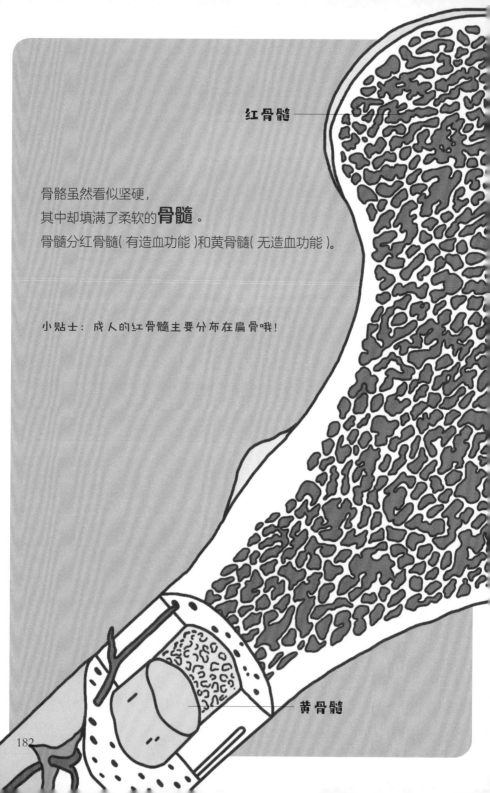

红骨髓

骨骼虽然看似坚硬，
其中却填满了柔软的**骨髓**。
骨髓分红骨髓（有造血功能）和黄骨髓（无造血功能）。

小贴士：成人的红骨髓主要分布在扁骨哦！

黄骨髓

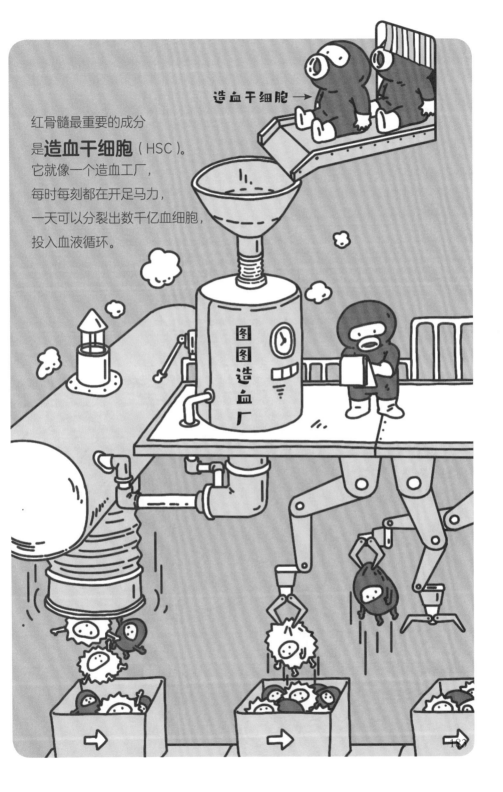

造血干细胞 →

红骨髓最重要的成分
是**造血干细胞**（HSC）。
它就像一个造血工厂，
每时每刻都在开足马力，
一天可以分裂出数千亿血细胞，
投入血液循环。

图图造血厂

血细胞

兵分三路，
各司其职。

搬砖队——红细胞

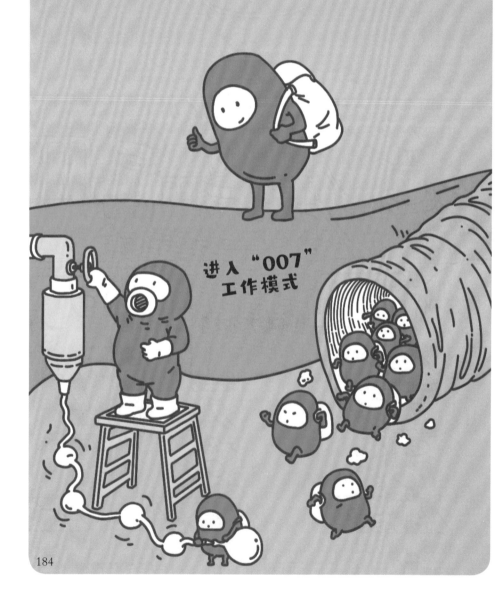

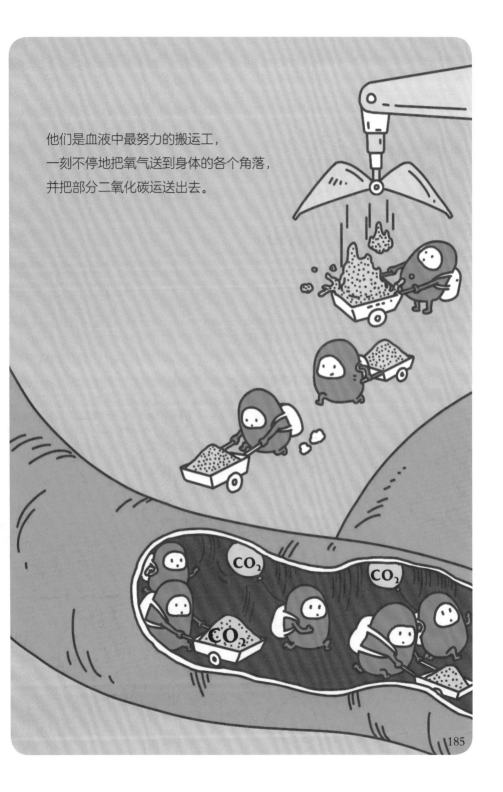

他们是血液中最努力的搬运工，
一刻不停地把氧气送到身体的各个角落，
并把部分二氧化碳运送出去。

185

安保队——白细胞

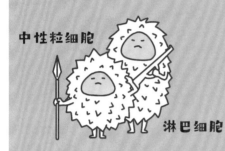

中性粒细胞

淋巴细胞

白细胞最大的两支分队，
分别是中性粒细胞和淋巴细胞。

他们是对抗**病原体**的战士，
能吞噬异物、产生抗体，
帮助机体防御感染。

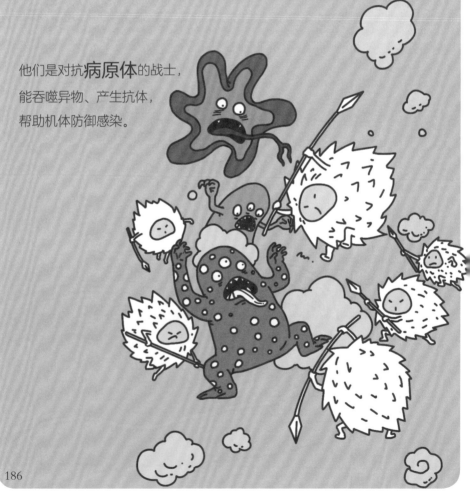

白细胞如果异常增生会导致**白血病**。

血液检查报告中，

中性粒细胞值高说明身体有**细菌性感染**，

淋巴细胞值高一般是**病毒性感染**。

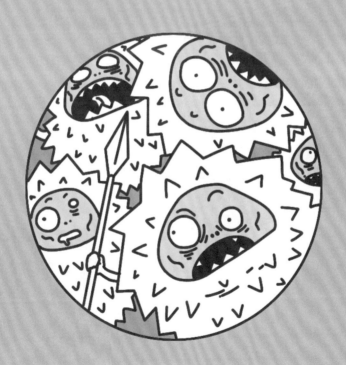

维修队——血小板

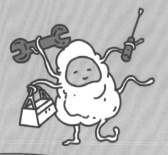

血液在流动时会不断冲击血管，
就像水管会老化，
血管也会有损伤，
这时候血小板就会冲过去修修补补，
堵住缺口。

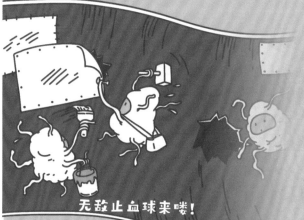

无敌止血球来喽！

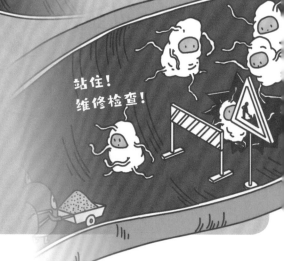

站住！
维修检查！

但是维修队成员太多也不好，
会导致血液凝固、流通不畅。

每个队伍都勤勤恳恳地工作，维持着人体的正常运作。

如果人出现危急情况，

如贫血、大出血、白血病、烧伤、凝血功能障碍……

血细胞能立即组成一小支救援队，

通过一根针管出门援救。

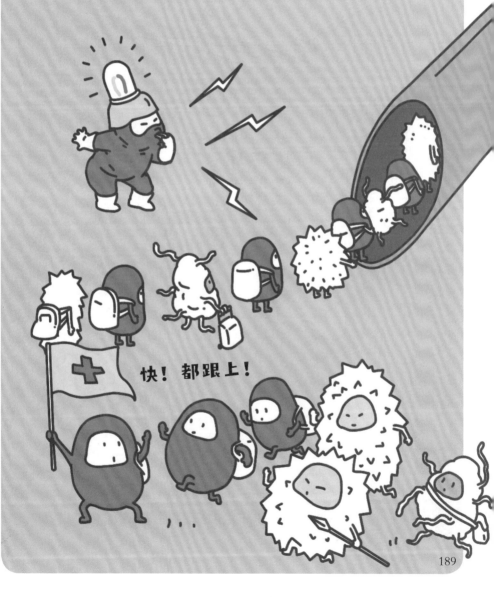

快！都跟上！

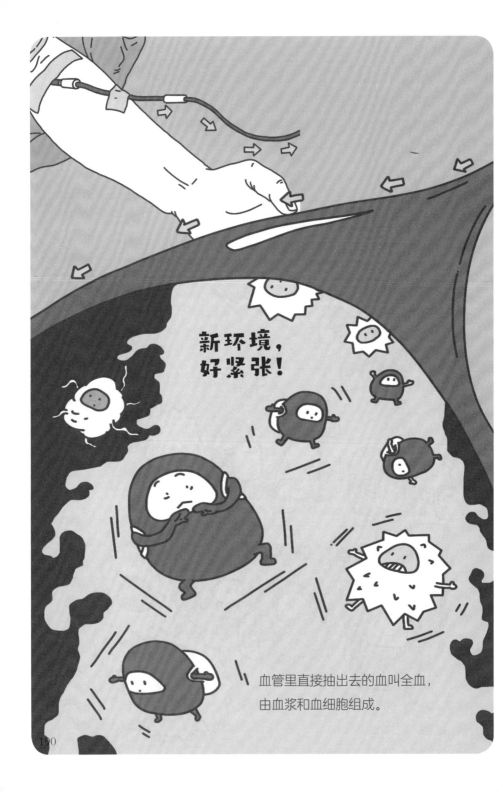

新环境，
好紧张！

血管里直接抽出去的血叫全血，
由血浆和血细胞组成。

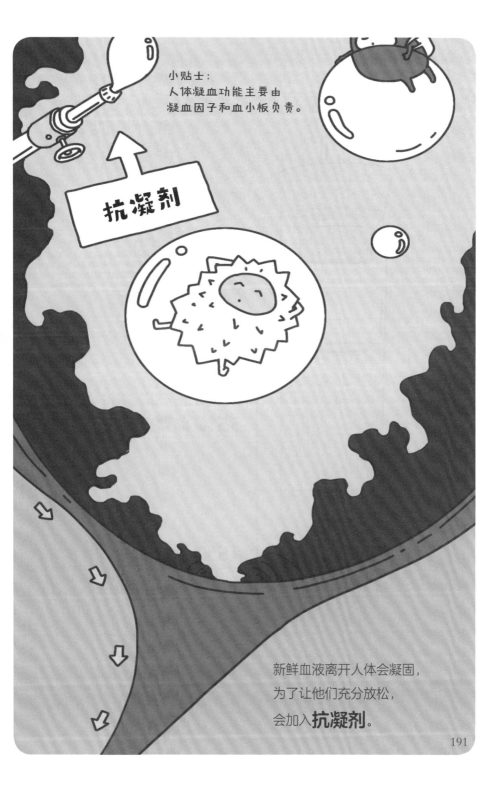

小贴士：
人体凝血功能主要由
凝血因子和血小板负责。

抗凝剂

新鲜血液离开人体会凝固，
为了让他们充分放松，
会加入**抗凝剂**。

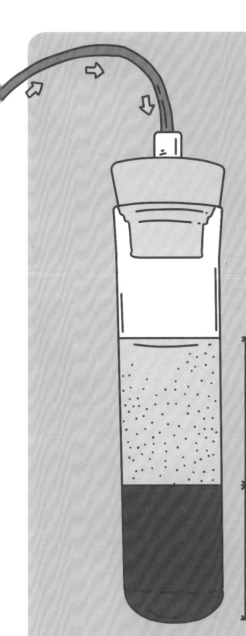

血液静置一段时间后会出现分层，

上面淡黄色半透明的是**血浆**，
约占 55%，
下面暗红色不透明的是血细胞，
约占 45%。

血浆的成分 90% 是水，
主要负责运载血细胞、血浆蛋白、
养分和代谢废物，
并且含有负责止血的各种凝血因子。

55% 血浆

45% 血细胞

小贴士：
静脉血呈暗红色，
抽血抽的是静脉血。
动脉血呈鲜红色。
一氧化碳中毒后，
血液呈樱桃红色。

为什么颜色不一样？

血液呈弱碱性，
pH 值稳定在 7.35~7.45。

传说中保健品可以调节酸碱体质的话可千万别信！

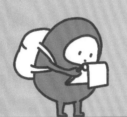

酸性　　　　　　　　弱碱

1 2 3 4 5 6 7 8 9 10 11 12 13 14

健康成年人的血容量一般为 4000~7000 mL。

4000 mL　　　　　　　　　7000 mL

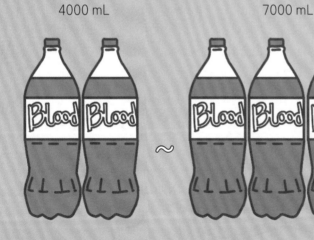

193

人体单次献血量一般在 200 ~ 400 mL。

经过科学实验证明：

正常情况下，

人体一次失血 10% 并不会影响身体健康。

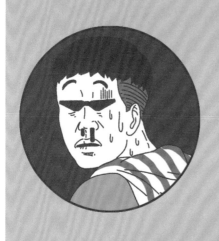

小贴士：
如果成年男性体重低于 50 kg，
成年女性体重低于 45 kg，
则不能献血。

为了最大程度地合理利用血液，

减少输血的不良反应，

全血经检测合格后便会分离成血浆、红细胞、血小板，

作为不同用途。

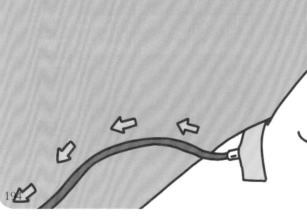

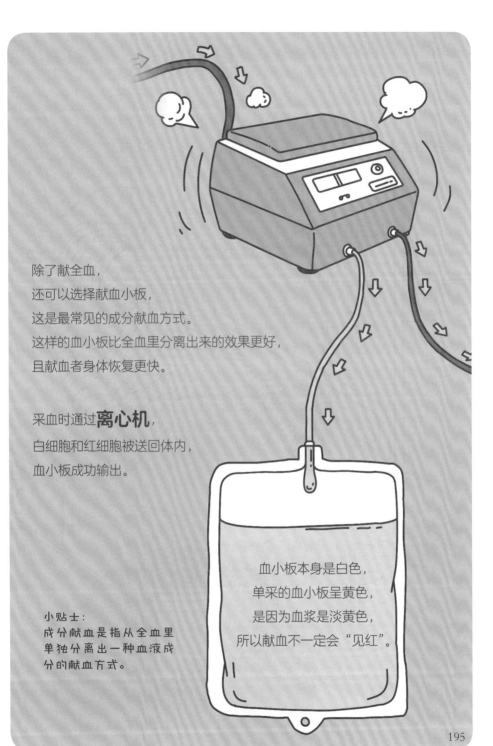

除了献全血，
还可以选择献血小板，
这是最常见的成分献血方式。
这样的血小板比全血里分离出来的效果更好，
且献血者身体恢复更快。

采血时通过**离心机**，
白细胞和红细胞被送回体内，
血小板成功输出。

小贴士：
成分献血是指从全血里
单独分离出一种血液成
分的献血方式。

血小板本身是白色，
单采的血小板呈黄色，
是因为血浆是淡黄色，
所以献血不一定会"见红"。

那么，不同患者一般需要输什么类型的血呢？

血浆

大面积烧伤、组织液被大规模破坏、
凝血功能障碍、凝血因子活性差的患者。

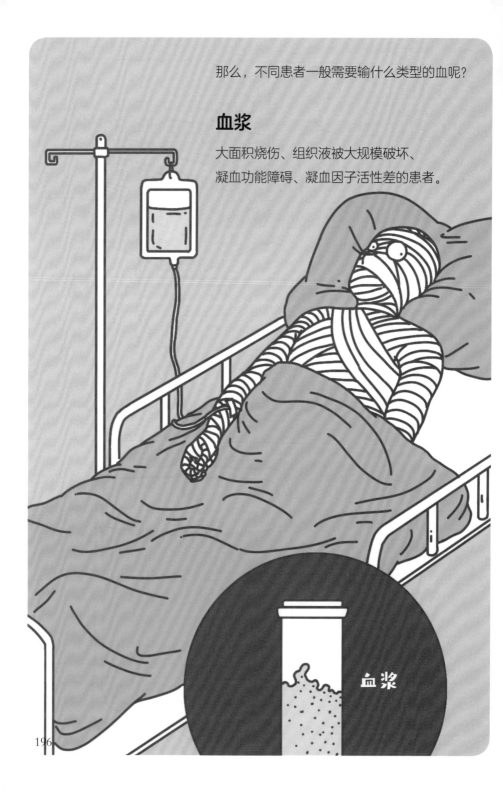

血浆

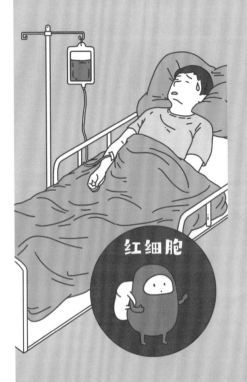

红细胞

急性失血、
慢性贫血、
缺乏血红蛋白、
身体缺氧严重的患者。

血小板

白血病、
血小板减少症、
缺乏血小板、
凝血功能差的患者，
一旦出现伤口就血流不止，
甚至丧命。

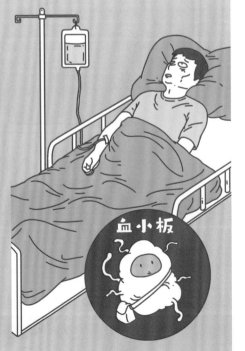

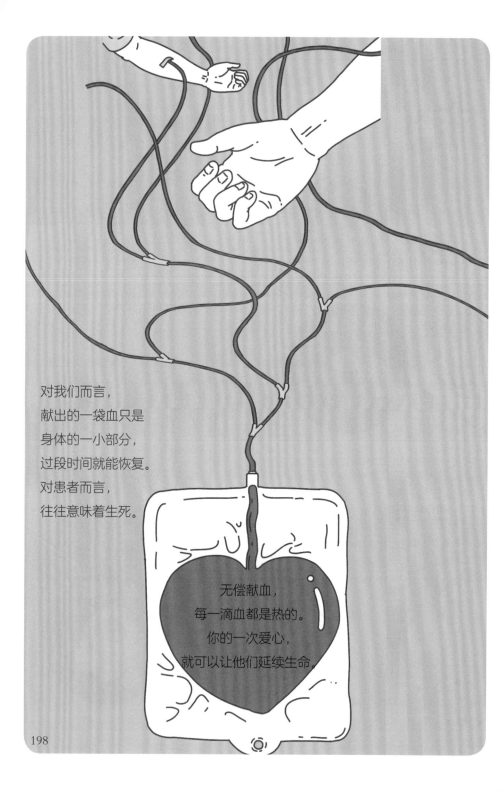

对我们而言，
献出的一袋血只是
身体的一小部分，
过段时间就能恢复。
对患者而言，
往往意味着生死。

无偿献血，
每一滴血都是热的。
你的一次爱心，
就可以让他们延续生命。

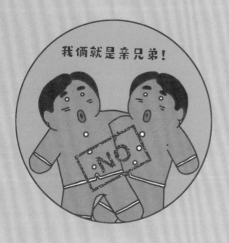

Q： 近亲间输血比较好吗？

A： 不好。容易产生输血相关性移植物抗宿主病（GVHD），亲属血液里的免疫细胞不容易被识别排斥，趁机鸠占鹊巢，攻击受血者的器官，导致严重的全身性并发症。

Q： 熊猫血是指熊猫的血吗？

A： Rh 阴性血，俗称熊猫血，很是罕见，人群占比 0.2%~0.5%，如果是拥有熊猫血的妈妈，建议在孕前、孕中做好检查，生产前进行自体备血，防止宝宝发生溶血症。

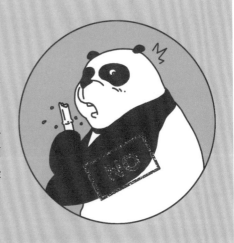

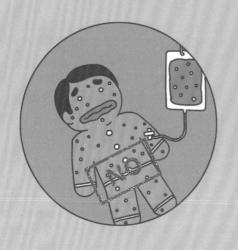

Q: 献血容易交叉感染吗?

A: 不会。献血使用的所有器具都是一次性的,使用后会经过特殊处理并销毁,不会交叉感染。

Q: 出的血发暗是血液里有毒素和垃圾吗?

A: 不是。从静脉抽出的血因含氧量低本就是暗红色的。人体血液颜色主要和血红蛋白的氧合状态相关,含氧量高时呈鲜红色,含氧量低时呈暗红色。

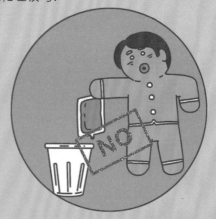

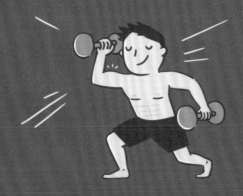

12 拿什么拯救你，我的身体？

医学上有这样一则名言："常常去帮助，总是去安慰，有时去治愈。"很多疾病通过治疗只能改善预后而无法痊愈。一切好的改变都需要努力，每一次改变都经量化而成，健康的身体需要平常点滴的积累，值得我们穷极一生为之努力。

——南京市第二医院全科医学科　孙思庆

生命余额不足

确认

请问——能充值吗？！

病历

姓名：宅叔　　　年龄：60岁　　　性别：男
死亡原因：脑出血

温馨提示

⚠ 无法充值

上帝

其实你大可不必这么早就来见我！

上帝

下面是你的档案，请查收。

202

宅叔的
人生走马灯

60 岁

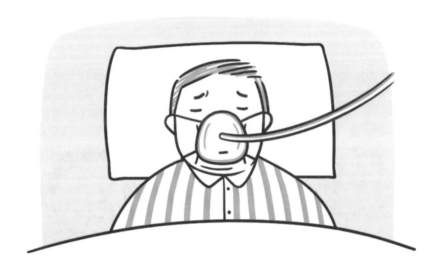

在你生命最后的日子里，

你的**脑血管**硬得像石头，

最终破裂并引发**脑出血**（又称脑溢血），

你因此离开人世。

脑 出 血

我国每年因脑出血死亡的人数将近 200 万，
占所有疾病死亡人数的 20%。

其实，如果你每天走 6000 步，

就会改善**新陈代谢**，

脑血管硬化也会变慢，

那次脑出血也可能不会发生。

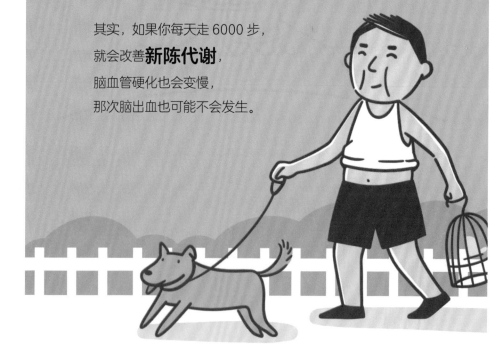

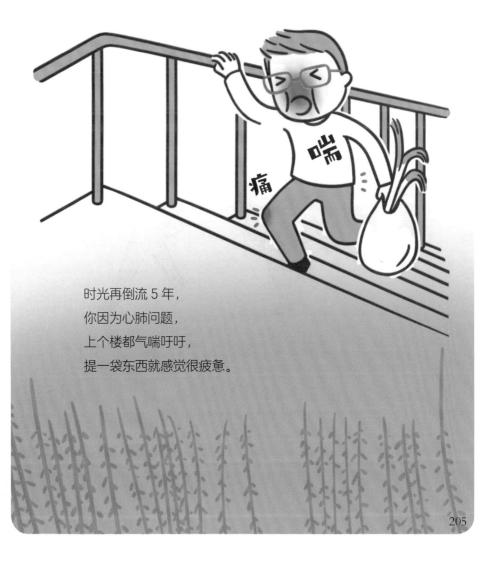

时光再倒流 5 年，
你因为心肺问题，
上个楼都气喘吁吁，
提一袋东西就感觉很疲惫。

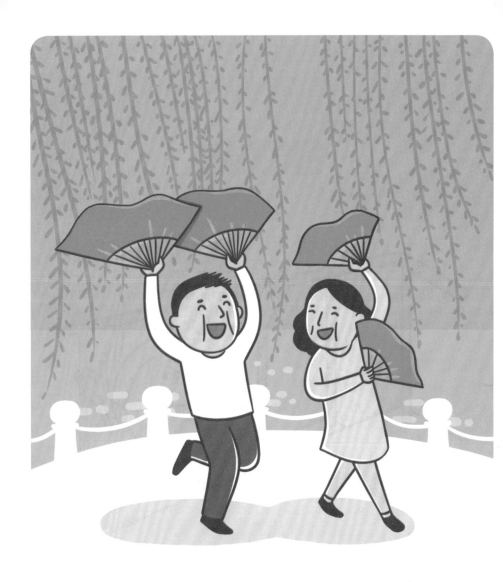

其实你家街对面就是公园，
如果每天跳跳广场舞，
心肺功能会有很大改善。

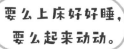

50 岁

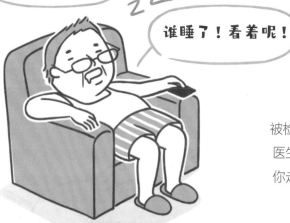

要么上床好好睡，
要么起来动动。

谁睡了！看着呢！

这时的你，
被检测出**高血压**。
医生建议你多锻炼，
你走出医院就忘了。

高血压 ☒

除了保持锻炼，
还要注意戒烟、戒酒、低盐。

如果你听从医嘱，
每天慢跑半小时，
就能提升内脏对血液的需求，
让血压别上升这么快。

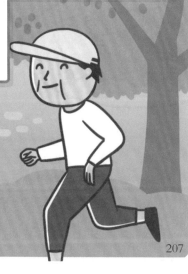

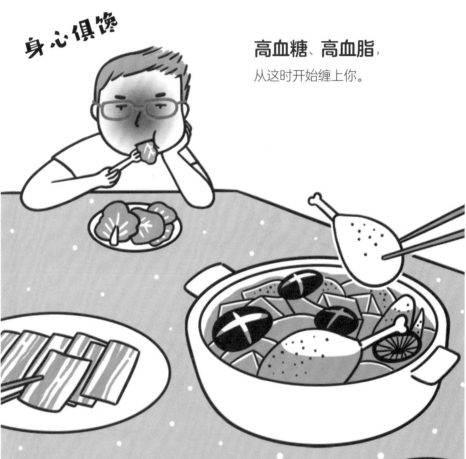

身心俱馋

高血糖、高血脂，
从这时开始缠上你。

每天吃饭成了你的痛苦时间，
眼巴巴看着别人享用美食，
自己连肉类和米饭都不敢多沾。

血糖

人体 70% 的肌肉在下肢，
深蹲是消耗血糖最多的运动方式。

其实日子可以不用过得如此烦恼，
只要每天做 20 个深蹲，
多余血糖都能消耗掉。

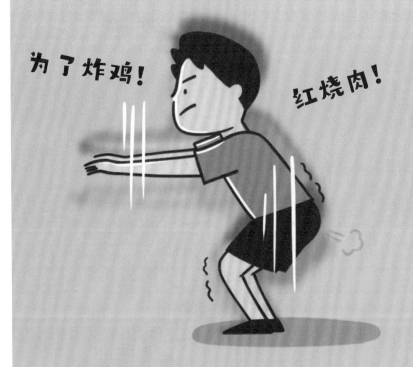

为了炸鸡！

红烧肉！

那年生日之后,
你低头很难再看到自己的脚,
腰围也与日俱增,
老婆天天嘲笑你。

感觉你肚子里的
比我的先出生。

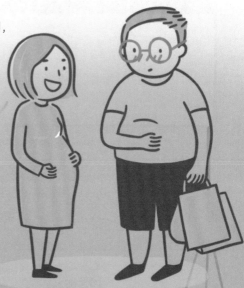

还记得你的健身卡吗?
如果它没有躺在抽屉里⋯⋯

鸭梨身材

终结者

六块腹肌

拥有者

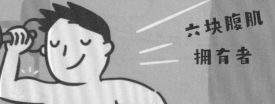

健身卡

刚被提拔的你，
面对骤增的工作压力感到疲惫，
有时候上班还打瞌睡，
被老板训了好几回。

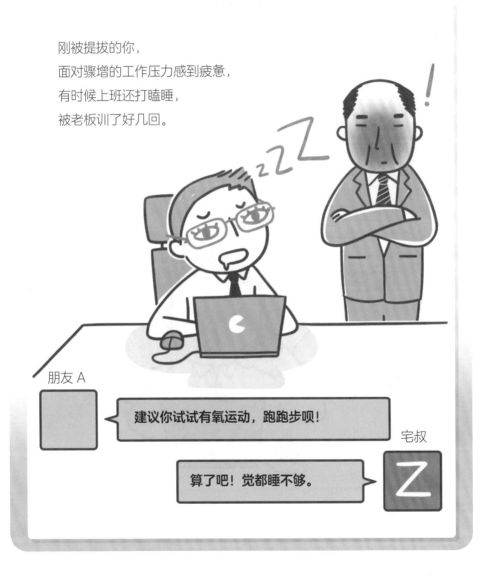

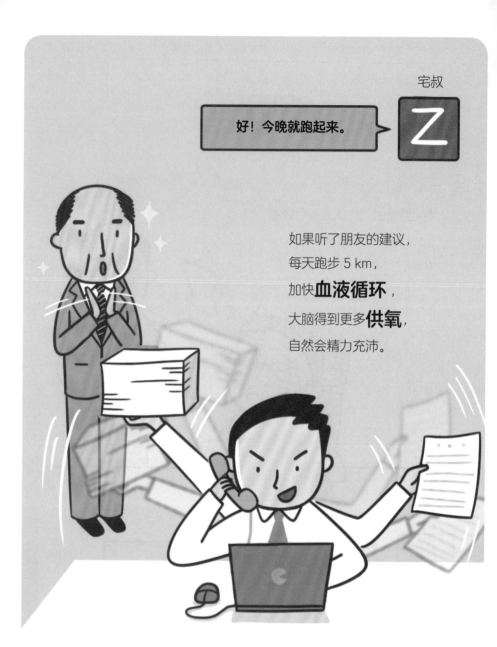

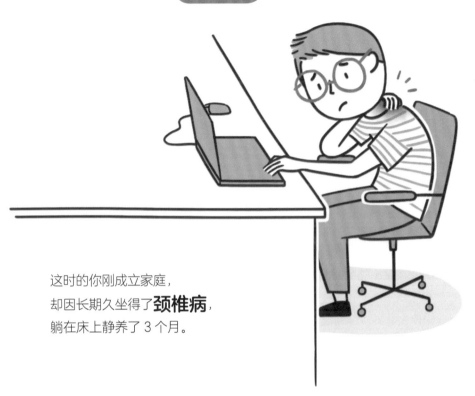

24 岁

这时的你刚成立家庭，
却因长期久坐得了**颈椎病**，
躺在床上静养了 3 个月。

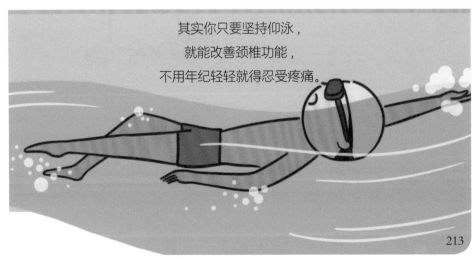

其实你只要坚持仰泳，
就能改善颈椎功能，
不用年纪轻轻就得忍受疼痛。

16 岁

这时的你，
开始为自己的身高苦恼。
买了各种药片，
希望再往上蹿一蹿。

影响身高的因素 ☒

遗传、营养、体育运动、环境、
生活习惯、内分泌、医学进步、
性成熟的时间……

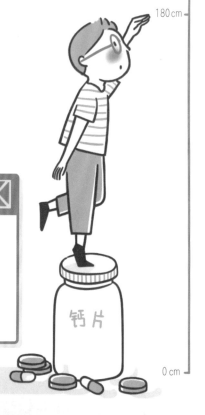

180 cm

0 cm

其实有个办法，
记得 NBA 的林书豪吗？
他父母身高没超过 170 cm，
自己却长到了 190 cm。
如果你也多运动，
也许骨骼也能被刺激生长。

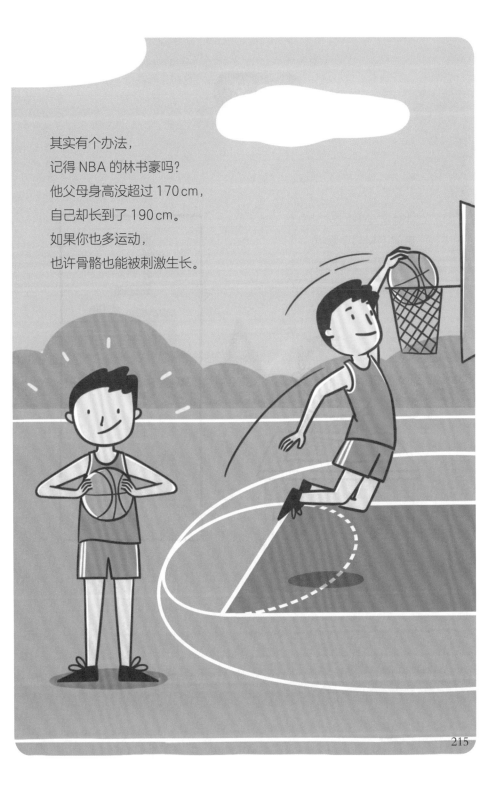

10 岁

还在上小学的你，
鼻梁上架起了眼镜，
从此再也没摘掉过。

其实当时你的视力还有得救，
每天到户外打会儿球，
放松眼睛、经常远眺，
可以防止近视度数上涨。

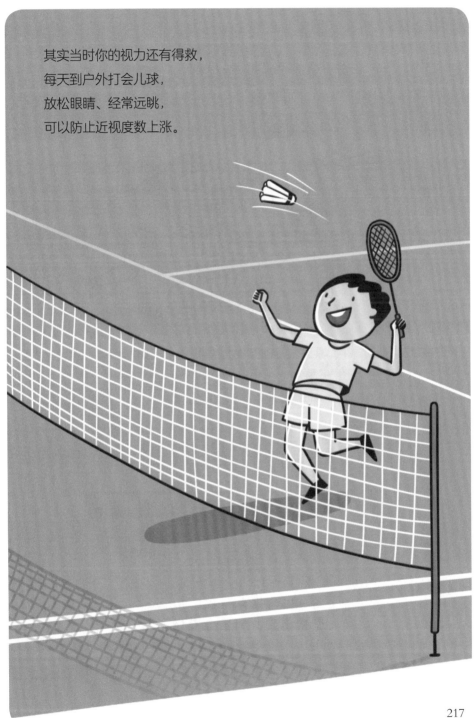

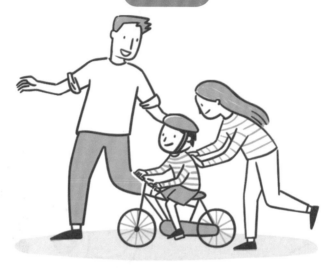

5 岁

还是一张白纸的你，
第一次与爸爸妈妈去运动场，
玩了一下午感觉浑身酣畅。

如果这个习惯坚持下来，
你的生命就会被延长。

温馨提示

生命只有一次！
坚持锻炼，为生命充值。

"宅叔"拍了拍"上帝"

宅叔

我错了！

宅叔

您看我还有机会吗？

"上帝"拍了拍"宅叔"

上帝

你没有机会了……

温馨提示 ☒

但是正在看"图图医漫"的我们，

无论身处何方，

年方几何，

从现在开始锻炼，

就能改善自己的生命质量。

确认

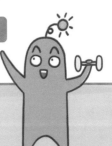

图书在版编目（CIP）数据

图图医漫.12封人体警告信 / 中国日报新媒体著. — 长沙：
湖南科学技术出版社, 2021.11
　ISBN 978-7-5710-1206-9

　Ⅰ. ①图… Ⅱ. ①中… Ⅲ. ①疾病－防治－普及读物Ⅳ. ①R-49

中国版本图书馆 CIP 数据核字(2021)第 175181 号

TUTU YIMAN 12 FENG RENTI JINGGAOXIN
图图医漫 12封人体警告信
著　　者：中国日报新媒体
出 版 人：潘晓山
责任编辑：邹　莉　刘羽洁
出版发行：湖南科学技术出版社
社　　址：长沙市芙蓉中路一段 416 号泊富国际金融中心
网　　址：http://www.hnstp.com
湖南科学技术出版社天猫旗舰店网址：
　　　　　http://hnkjcbs.tmall.com
邮购联系：0731-84375808
印　　刷：**长沙超峰印刷有限公司**
　　　　　（印装质量问题请直接与本厂联系）
厂　　址：宁乡市金洲新区泉洲北路 100 号
邮　　编：410600
版　　次：2021 年 11 月第 1 版
印　　次：2021 年 11 月第 1 次印刷
开　　本：880mm×1230mm　1/32
印　　张：7
字　　数：50 千字
书　　号：ISBN 978-7-5710-1206-9
定　　价：49.00 元